La
Médecine des Accidents
et les Hôpitaux
des Corporations industrielles
en Allemagne

La Médecine des Accidents et les Hôpitaux des Corporations industrielles en Allemagne

PAR

Le Dr Lucien ROQUES

ANCIEN INTERNE DES HÔPITAUX DE PARIS

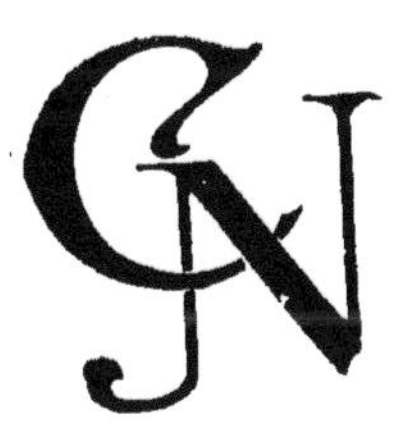

PARIS

ANC^ne LIBRAIRIE G. CARRÉ ET C. NAUD

C. NAUD, ÉDITEUR

3, RUE RACINE, 3

1901

AVANT-PROPOS

Il est impossible de montrer, dans un travail peu étendu, tous les aspects d'un sujet aussi vaste que la face médicale de la question « accidents du travail ». Une étude de détail, dont un voyage en Allemagne a fourni les éléments, permettra d'en signaler les traits principaux, tout en ne précisant qu'un point très limité ; elle ne s'étend pas à tous les établissements créés dans l'industrie pour les secours aux ouvriers blessés, à la description générale des infirmeries d'usines, des ambulances ouvrières, des lazarets miniers ; elle ne considère que les *hôpitaux corporatifs,* fondation absolument spéciale aux conditions de la loi germanique. Mais cet exemple met en lumière les conséquences pratiques d'une législation d'assurances sociales ; il montre comment la médecine a dû collaborer à la

jurisprudence, comment elle a résolu certaines difficultés, quelle attention il lui a été
nécessaire d'accorder à des détails négligés
auparavant, par quels moyens et avec quel
succès elle s'est efforcée de répondre à des
exigences nouvelles.

INTRODUCTION

LA LÉGISLATION DES ACCIDENTS DU TRAVAIL ET LA MÉDECINE. — L'ATTÉNUATION DES ACCIDENTS

La loi du 9 avril 1898 n'a pas manqué de suciter aux médecins des embarras, ou tout au moins des préoccupations, qui se traduisent dans les discussions des sociétés médicales et dans les articles de la presse. On fait de cette question un examen des plus attentifs, soucieux d'aboutir à des résultats pratiques ; mais on y découvre, en l'abordant, des difficultés que son intérêt même augmente à mesure qu'on y pénètre davantage.

Dans le texte de la loi, le législateur ne fait appel au médecin que pour établir le certificat joint à la déclaration d'accident (titre II, article 2) ou pour examiner le blessé à la demande du juge de paix, lors de l'enquête à laquelle doit procéder ce dernier (art. 13). Il suffit de considérer le cours d'une affaire d'accidents se déroulant dans ses conséquences possibles, pour voir que la compétence du médecin ne s'épuise pas dans l'établissement du certificat primitif ou dans l'enquête consécutive. C'est au médecin qu'il sera encore fait appel pour constater si le blessé peut reprendre son travail, ou pour déterminer exactement sa situation, en cas d'une demande de revision et de contestations ultérieures.

Chacune de ces entrées en scène du médecin l'oblige aux plus délicates appréciations ; à la première on lui demande d'indiquer « les « suites probables de l'accident et l'époque « à laquelle il sera possible d'en connaître « les résultats définitifs », ce qui est loin d'être toujours aisé. Plus tard, sa décision doit être d'autant plus réfléchie que les intérêts de la victime et ceux du chef d'entreprise sont les uns et les autres en jeu et apparaissent comme également respectables ; il faut déjouer la simulation, établir positivement les complications réelles qui ont pu se produire, fixer le rapport le plus exact possible entre la capacité de travail et la nature des altérations subsistantes.

Dans tout cela, le médecin n'intervient que

comme expert ; si on lui demande de donner ses soins à la victime, son rôle strictement professionnel et scientifique prend ici un aspect particulier : il n'est plus en présence d'un client ordinaire ; au devoir de diminuer le plus possible les conséquences fâcheuses du traumatisme, s'ajoute le souci de réduire les charges qui incombent au responsable par le fait de l'accident. Instituer le traitement le plus rigoureux, c'est non seulement rendre service au blessé, mais encore procurer au chef d'entreprise une économie souvent très appréciable, car la rente que lui impose la loi varie comme le degré d'incapacité consécutif à la blessure (1).

---

(1) D'après la loi du 9 avril 1898, le taux de la rente est fixé différemment, suivant qu'il s'agit d'une incapacité absolue et permanente, ou d'une incapacité particlle et permanente. Dans le premier cas, la rente est égale « aux deux tiers du salaire annuel », dans le second, « à la moitié de la réduction que l'accident aura fait subir au salaire ». M. Chardiny, dans son *Commentaire*, appelle l'attention des médecins sur la comparaison des résultats : « Supposons, « dit-il, un ouvrier ayant un salaire moyen de 3 francs « par jour. S'il est atteint d'une incapacité absolue de travail, « il aura une rente des deux tiers, soit 2 francs par jour. — « S'il conserve encore un dixième seulement de sa capacité, « c'est-à-dire s'il est encore capable de gagner trente centimes « par jour, sa rente sera de moitié des neuf dixièmes perdus, « soit de moitié de 2 fr. 50 ou de 1 fr. 35. Il aura annuel- « lement 492 francs de pension au lieu de 730 francs. » En présence de pareilles différences, on voit combien les médecins devront être prudents dans l'appréciation de l'incapa-

Si la médecine ne contribue pas à la *prévention* des accidents, qu'assurent l'emploi d'appareils de sûreté et les modifications apportées par les ingénieurs aux engins mécaniques, ainsi qu'une police rigoureuse des ateliers (1), on voit qu'elle collabore par ses décisions à leur *réparation*, but de la loi, et surtout qu'elle est la principale ouvrière de leur *atténuation*, pour employer le terme aujourd'hui classique.

Ce dernier point a pris dans les congrès internationaux des accidents du travail une importance de plus en plus considérable. C'est l'Allemagne qui a la première posé la

---

cité absolue. Ils auront à s'inspirer de la distinction faite lors de la discussion de la loi, entre l'incapacité de *tout travail* et l'incapacité du *travail de la profession*. Les Allemands ont précisé ce point important, en opposant constamment l' « *Arbeitsfähigkeit* » (capacité de travail » et l' « *Erwerbsfähigkeit* » (capacité de gain). Voir Appendice A.

(1) Il est cependant des moyens de protection des ouvriers dont on est redevable à l'initiative des médecins. Mais ils s'appliquent à des inconvénients inhérents au travail, plus qu'à des *accidents* proprement dits (masques respirateurs contre l'absorption des poussières nuisibles, lunettes pour la protection des yeux, etc.). A plus forte raison, nous n'avons pas à mentionner ici la part de la médecine dans l'hygiène des usines, ou dans les mesures prises pour éviter les *maladies* professionnelles (allumettiers, plombiers, etc.).

question, sa législation sur les assurances ouvrières ayant devancé celle de tous les autres pays. Pour bien comprendre en quoi elle consiste, il est nécessaire de se reporter à l'origine même de la loi ; on verra naître, sous son impulsion, une nouvelle branche de l'art de guérir, la « médecine des accidents », *Unfallheilkunde* : on en suivra les développements et les applications pratiques, dont les résultats actuels marquent une expérience vieille déjà de seize années.

I

APERÇU SUR LA « MÉDECINE DES ACCIDENTS » EN ALLEMAGNE. — LES CORPORATIONS. — LE TRAITEMENT INTENSIF DES ACCIDENTS. — CHIRURGIE ET MÉCANOTHÉRAPIE. — LE « MÉDECIN POUR ACCIDENTS ».

En accordant une indemnité aux ouvriers victimes d'accidents du travail, la loi allemande du 3 juillet 1884 institua, pour le payement de cette indemnité, sous la forme d'une rente mensuelle, un système particulier, celui des *corporations (Berufsgenossenschaften)*. Ce sont des associations réunissant dans un même groupement les industries similaires (par exemple, corporation de « l'industrie du bois », comprenant les scieries, menuiseries, l'ébénisterie, découpage du bois, polissage, etc., et, accessoirement, le travail de l'os et de l'ivoire ; corporation de la « mécanique de précision », groupant la quincaillerie fine, serrurerie de précision, horlogerie; instruments de précision, appareils de laboratoire, etc.). Chaque corporation constitue une compagnie d'assurances, une société mutuelle, qui répartit annuellement, entre ses membres, les charges lui incombant pour l'année écoulée. Elles sont actuellement au nombre de 65 ; les unes s'étendent à tout l'empire, les autres sont limitées à des circonscriptions territoriales spéciales. Ainsi, la corporation minière comprend les exploitations de l'industrie minérale réparties sur tout le territoire de l'empire ; par contre, pour l'industrie textile, il a été institué sept corporations distinctes, se rapportant, chacune, à une circonscription déterminée. En outre, les plus importantes corporations se subdivisent en *sections* locales : c'est ainsi que dans la corporation minière, on compte huit sections auxquelles correspondent huit districts d'une étendue d'ailleurs assez inégale.

D'après les dispositions primitives de la loi, la corporation n'avait à s'occuper du blessé qu'à partir de la treizième semaine après l'accident. Ce délai porte le nom de *Karenzzeit,* ou *Wartezeit,* « temps de carence » ou d' « attente ».

Si l'ouvrier se rétablit dans cet intervalle, il n'a droit à aucune indemnité. Pendant cette période, le traitement incombe à la caisse de secours (1) à laquelle appartient l'ouvrier : il est soigné soit chez lui par le médecin de la caisse (*Kassenartz*), soit à l'hôpital, aux frais de celle-ci. La guérison n'est-elle pas obtenue au bout des treize semaines, alors la corporation prend à sa charge la suite du traitement.

Voilà le texte de la loi. Avant d'en examiner les conséquences, considérons, au moment où elle est entrée en vigueur, les ressources que pouvaient trouver les corporations dans l'organisation médicale.

Il semble, à première vue, qu'elles soient très suffisantes. Dans la plupart des centres industriels, sont en effet depuis longtemps établis des lazarets, des hôpitaux d'usine, où les meilleurs soins sont donnés aux blessés ; dans les grandes villes, existent des services chirurgicaux où rien ne manque. Sans doute, mais ces services sont des services généraux,

______

(1) Institution créée par la loi *assurance-maladies*. On sait que le vaste système de législation sur les assurances ouvrières en Allemagne se compose des trois parties suivantes : maladies, accidents, invalidité-vieillesse.

où le chirurgien, au milieu d'un grand nombre de malades, doit fractionner son temps et son zèle et réserver toute son attention aux cas les plus urgents, aux opérations les plus délicates. Or les grands traumatismes ne sont heureusement pas toujours la règle dans les accidents du travail. Il arrive bien souvent au contraire qu'il s'agit seulement d'une fracture assez simple, d'une blessure très limitée, des doigts, par exemple : une fois la fracture réduite et maintenue par un appareil convenable, une fois la plaie pansée, on se borne à attendre la consolidation ou la cicatrisation définitives, pour donner au blessé son exeat. Une salle de chirurgie d'un hôpital général n'est pas une salle de convalescence où l'on puisse prolonger le séjour des malades : il faut éviter l'encombrement, pour rendre possible le roulement journalier et faire face aux nécessités de l'urgence. Peu importe que le membre fracturé conserve encore quelque raideur, la main blessée quelque impotence : du moment que le cal est bon, que la blessure est guérie, le chirurgien n'hésite pas à congédier le malade, laissant les derniers reliquats du traumatisme s'amender par le temps et l'exercice.

Or un des premiers effets de la loi a été de

réduire au minimum la collaboration apportée au traitement par la victime elle-même, désireuse auparavant de reprendre vite son travail et faisant de cette reprise le meilleur adjuvant thérapeutique contre la persistance des inconvénients consécutifs à sa lésion (1).

C'est ce que les corporations ont bientôt constaté, en même temps que s'accroissait d'une façon inquiétante d'année en année, à dater de l'application de la loi, le nombre des accidents motivant indemnité. D'où la nécessité d'obtenir du traitement tout ce qu'il peut donner, de le rendre réellement « intensif » suivant l'expression adoptée en la circonstance (*intensive Heilbehandlung*). Le degré d'incapacité de travail se mesurant à la raideur des membres, à la diminution de la force, à la gêne des mouvements articulaires (2), il faut tout mettre en jeu pour combattre cette raideur, rendre aux muscles leur vigueur, aux jointures leur souplesse.

A ce desideratum étaient en mesure de répondre les établissements de gymnastique médicale, de « mécano- » et « massothérapie ».

---

(1) Voir Appendice B.
(2) Voir Appendice A.

ROQUES.   2

Aussi les corporations se sont-elles empressées de les utiliser, et la loi, en fournissant ainsi à ces établissements une clientèle considérable, a provoqué leur multiplication et excité l'émulation des spécialistes, dont l'ingéniosité s'est appliquée à perfectionner les appareils et les méthodes.

Sans entrer ici dans l'appréciation des systèmes rivaux, il importe de considérer les limites de leur efficacité. La mécanothérapie ne peut intervenir utilement que là où elle n'a rien à corriger : ses succès supposent le bon résultat des soins auxquels elle fait suite ; elle ne saurait, par exemple, redresser une fracture consolidée après une mauvaise réduction, ni faire disparaître une pseudarthrose.

D'où tous les efforts des corporations pour conjurer les complications irréparables qui peuvent être amenées par un traitement curatif mal approprié. Malgré tout le soin qu'elles mettaient dès l'origine à s'accorder avec les caisses de secours pour s'occuper du blessé le plus tôt possible après l'accident, il leur était avant tout désirable d'avoir pour elles l'appui de la loi, et d'être autorisées à assumer la responsabilité du traitement sans attendre l'expiration des treize semaines du « Wartezeit ».

Elles ont obtenu gain de cause, et « l'addi-
« tion du 10 avril 1892 à la loi de 1884 dis-
« pose, dans son article 76 c, que la corporation
« a le droit — dans le cas de lésion causée par
« un accident — de se charger immédiatement
« à ses frais du traitement. Le droit du blessé
« à l'indemnité pour maladie revient alors à
« la corporation, qui accepte, par contre,
« toutes les obligations de la caisse de mala-
« dies à l'égard de ces blessés (1) ».

C'est à partir de ce moment que l'initiative
des corporations s'est appliquée à donner les
soins les plus parfaits au blessé, dès que la
lésion est produite. « Le premier pansement
décide du sort de la blessure, a dit le chirurgien Volkmann » : c'est une parole dont la
vérité est journellement proclamée par tous
ceux qui manient quelque peu les victimes
d'accidents. Combien de fois, dans les services de chirurgie, n'avons-nous pas entendu

---

(1) « Lorsqu'un blessé se refuse sans motif à se faire
« soigner dans un hôpital, la corporation est autorisée à
« tirer de ce refus la conclusion la plus défavorable pour le
« blessé, et à fixer, par conséquent, la rente au taux très
« bas qui correspondrait aux meilleurs résultats du traite-
« ment curatif, ou à la refuser même complètement dans
« certains cas ». (Décision de l'Office Impérial des assurances.)

maudire les dégâts commis par des interventions malavisées, effectuées avant le transport du malade à l'hôpital : le transport lui-même laisse bien souvent à désirer ; toutes ces fautes peuvent avoir leur retentissement sur la destinée de la blessure, et contraignent le chirurgien à regretter, pour le succès de son traitement, de n'avoir pas été le seul à toucher au blessé. Les corporations ont fait en sorte que tout ne se borne pas à ce regret platonique.

Il est hors du sujet que nous nous sommes proposé d'étudier ici l'organisation des premiers secours en Allemagne ; mais il faut souligner le développement, la perfection peut-on dire, qu'elle a atteinte, sous l'impulsion de la loi sur les accidents. Il est intéressant de constater que Berlin doit à cette loi et aux corporations ses postes de secours, dont l'installation est un véritable modèle. Primitivement en effet (1894), ils avaient été établis, en petit nombre, par une corporation (celle de la brasserie) occupant dans la ville ou dans ses faubourgs un grand nombre d'ouvriers, auxquels ils étaient strictement réservés. Les résultats ont été si heureux que peu à peu d'autres corporations se sont jointes à la première, et que, encouragées et développées par la participation du public, les *Unfallstationen* se sont ouvertes à tous (1).

Du côté des établissements hospitaliers, d'utiles améliorations ont été faites pour répondre aux nécessités nouvelles, et, actuellement, la plupart des hôpitaux généraux sont dotés d'appareils mécanothérapiques et d'un personnel spécial, comblant la lacune signalée plus haut.

D'autre part, les directeurs de plusieurs établissements médico-mécaniques n'ont pas hésité à en faire plus que des maisons de convalescence, en y ajoutant des lits, une salle d'opérations, en les transformant en un mot en hôpitaux pourvus de tout ce qui est nécessaire pour pratiquer efficacement cette chirurgie spéciale des « accidents du travail » : chirurgie qui est en somme beaucoup moins une spécialité proprement dite qu'une manière spéciale de faire de la chirurgie très générale. Mais c'est précisément en raison de

---

(1) En 1900, elles comprennent 20 postes de secours, dont 2 sont de petits hôpitaux (une trentaine de lits), où les blessés peuvent être gardés et traités complètement. Le succès de cette institution a provoqué la fondation par le P^r von Bergmann, d'une société analogue, la *Berliner Rettunggesellschaft*, en union avec les 13 grands hôpitaux de Berlin. Voir P^r von Bergmann, *Das Berliner Rettungs-Wesen.* Berlin, Hirschwald, 1900, in-8, 47 p.

ce caractère par lequel elle confine, s'il est permis de parler ainsi, à l'art du rebouteur, qu'elle se trouve parfois négligée dans les services généraux. Elle a donc tout à gagner de son isolement.

En se limitant aux seuls cas traumatiques, le chirurgien voit surgir une foule d'applications des ressources scientifiques modernes, et si l'établissement où il exerce lui donne la possibilité matérielle de les réaliser toutes en conduisant lui-même le traitement jusqu'au bout, on comprend que le blessé n'ait qu'à bénéficier d'une semblable spécialisation. Pour illustrer cette assertion par un exemple, auquel il a été déjà fait allusion, voici, entre beaucoup d'autres, un cas que nous avons eu sous les yeux pendant notre voyage en Allemagne. Une fracture des os de l'avant-bras avait abouti à une pseudarthrose, empêchant le blessé de travailler. La corporation à laquelle il appartenait, résolue à tout essayer pour l'améliorer, l'avait adressé à un institut médico-mécanique. Il est bien certain que les massages les plus habiles et tous les appareils mécanothérapiques du monde n'eussent rien changé à cet état. Mais le masseur, ici, se doublait d'un chirurgien consommé, disposant, outre son installation gymnastique, d'une salle d'opérations irréprochable. Aussi une résection des extrémités osseuses non soudées, avec suture, pratiquée dans les meilleures conditions et suivie, après réunion, du traitement mécanique, eut-elle pour effet de rendre en un mois au blessé sa capacité de travail.

Dans une autre de ces cliniques, nous avons pu constater, dans un cas de brûlures étendues du tronc et des membres supérieurs, le résultat tout à fait inattendu d'une thérapeutique combinant aux interventions sanglantes (autoplasties, sections, greffes cutanées) l'emploi méthodique de la gymnastique médicale.

Il n'a pas été nécessaire que l'expérience se prolongeât pour mettre en pleine lumière les avantages du traitement « intensif ». Moins de deux ans après la modification de la loi, les corporations en donnaient des témoignages multiples.

Dès 1894, M. Bœdiker, président de l'Office impérial des Assurances, citait au Congrès de Milan l'exemple suivant, d'après le rapport du médecin spécial de la corporation « fer et acier du Nord-Est » : « La première section « se décida immédiatement à se prévaloir du « nouvel article 76 c. Il ne s'agissait de rien « moins que du traitement et de l'entretien

« de 1 500 à 1 600 personnes blessées, aux-
« quelles il fallait donner des soins depuis le
« jour de l'accident jusqu'à celui de la gué-
« rison ; cependant on se mit courageusement
« à l'œuvre, avec l'aide des médecins des
« caisses de secours. On prit des mesures :

« 1° Pour être renseigné le plus rapide-
« ment possible sur tous les accidents ;

« 2° Pour constater le caractère des bles-
« sures, et leurs rapports avec l'accident
« déclaré ;

« 3° Pour déterminer le traitement ulté-
« rieur ;

« 4° Pour surveiller les blessés jusqu'à la
« fin du traitement, et fixer l'époque du
« parfait rétablissement.

« A cette fin, on se mit en rapport avec les
« médecins des caisses de maladies et avec les
« hôpitaux, et l'on atteignit le but proposé...
« On a pu enregistrer, depuis 1892, une
« proportion bien plus élevée de guérisons
« complètes ou partielles dans les cas de frac-
« tures de bras, de jambes et de clavicules et
« pour beaucoup d'autres blessures...; en
« 1893, un traitement excédant vingt semai-
« nes n'a été nécessaire que pour 20 pour 100
« à peine des blessés ayant droit à l'indemnité,
« tandis que la proportion était de 55 pour

« 100 en 1888 et de 41 pour 100 en 1899...
« Enfin les rentes payables ont pu être de
« plus en plus abaissées par suite de cette
« amélioration des résultats du traitement,
« et les charges des corporations ont été
« réduites en conséquence. »

« Cette possibilité, ajoute M. Bœdiker, de réduire les rentes proportionnellement à l'augmentation de la capacité de travail, est un résultat particulièrement satisfaisant de l'application immédiate du traitement. Puisque tous les ans de nouveaux blessés s'ajouteront aux anciens jusqu'à ce que le chiffre maximum ait été atteint, il est fort important que la valeur des rentes individuelles baisse le plus possible, afin de compenser l'accroissement de leur nombre ; cet effet a déjà été observé en plusieurs circonstances, de manière qu'en certains cas on n'a plus éprouvé la nécessité d'élever le montant des cotisations (1). »

L' « entreprise hâtive du traitement » (*die frühzeitige Uebernahme des Heilverfahrens*)

----

(1) *Congrès international des accidents du travail et des assurances sociales.* Milan, 1894, t. I, Rapports : Dr BOEDIKER. De l'influence de l'assurance contre les accidents sur l'amélioration du traitement des blessés et le rétablissement de la capacité de travail, p. 842.

tire son utilité non seulement des améliorations thérapeutiques, profitables également à la victime et à la corporation, mais encore du contrôle qu'elle permet d'exercer, au point de vue médico-légal, sur toutes les circonstances de l'accident et de ses suites immédiates, et sur chacun des moments du cours ultérieur de l'affaire.

Nombreuses, en effet, sont les contestations qui se produisent au sujet de l'indemnité : il importe à la corporation d'être renseignée de la manière la plus précise, pour ne pas s'exposer à voir ses droits méconnus. L'intervention précoce d'un médecin compétent est très nécessaire à cet égard, et, au Congrès déjà cité, le même rapporteur en proclamait les avantages : « La constatation « immédiate des conséquences de l'accident « a fourni des chiffres précieux, permettant « de se prononcer sur l'obligation d'indemnité « qui incombait à la corporation ; c'est un « résultat secondaire dudit article 76 c, résul- « tat dont on a toutes raisons d'être satis- « fait. »

La tâche administrative du médecin n'est donc pas moindre, en matière d'accidents du travail, que sa tâche purement technique : elle exige du légiste une spécialisation ana-

logue à celle que nous avons vue se réaliser
pour le thérapeute. Les expertises auxquelles
il est appelé sont souvent des plus épineuses.
Sans parler des simulateurs, ni des cas où la
névrose traumatique entre en scène, les
moindres blessures peuvent être la source de
litiges inépuisables. Aussi les médecins ap-
portent-ils, en Allemagne, une extrême attention à la régularité des observations ; l'ordre
et la précision de leurs rapports, qui arrivent
à constituer de volumineux dossiers, sont
généralement, il faut l'avouer, des plus remarquables: Cela tient en grande partie à ce que
le légiste et le médecin traitant se confondent :
en même temps que, dans les limites de sont
art, le chirurgien s'attache à perfectionner ses
méthodes, en vue d'un but bien déterminé,
il ne néglige aucunement le côté juridique
des cas qui lui passent entre les mains. Tel
est le double aspect que présente le « médecin pour accidents ».

La formation de ce médecin est facilitée
par l'extension même qu'a prise de l'autre
côté du Rhin cette branche dont nous avons
prononcé le nom en commençant : *Unfallheilkunde*, la « médecine des accidents ». Elle
s'est constituée en une véritable science spéciale, avec des traités généraux, des revues,

toute une littérature, aujourd'hui considérable, et sa place dans l'enseignement, qui n'attend plus que la sanction officielle (1).

Nous n'insisterons pas plus longtemps sur le côté théorique et dogmatique d'une spécialité qu'il est surtout intéressant de voir à l'œuvre. Notre but est de la considérer dans les établissements mêmes où elle s'exerce et d'examiner en particulier des institutions qui n'ont point d'analogue en notre pays, les *hôpitaux corporatifs*.

---

(1) La « médecine des accidents » s'enseigne en maints endroits ; on a demandé de lui affecter des chaires dans les Facultés, où elle a déjà fait l'objet de nombreuses conférences. Peut-être quelqu'une de ces chaires est-elle créée à l'heure actuelle. On nous l'a même affirmé, mais il nous a été impossible de savoir plus précisément dans quelle Faculté. Ce qu'il y a de certain, c'est que la question est tout à fait à l'ordre du jour en Allemagne.

II

LES HOPITAUX CORPORATIFS. — LEUR ORIGINE

Si l'intérèt des corporations, comme on l'a
vu par le rapide aperçu qui précède, est de
prendre à leur charge tout le traitement de
leurs blessés, il ne faut pas croire qu'elles
apportent dans la dispensation de ce traitement le moindre esprit d'économie. Rien n'est
épargné au contraire pour faire bénéficier le
patient de tout ce qui peut améliorer son état :
les hôpitaux corporatifs en sont une preuve.
Devant leur origine à une tentative faite pour
réduire les charges nouvelles imposées à l'industrie par la loi d'assurances, ils témoignent
en même temps de sacrifices considérables
dont les victimes sont les premières à profiter.

Disons tout d'abord ce que sont ces établissements.

Suivant la gravité des lésions, ou des circonstances indépendantes de la blessure elle-même, la victime de l'accident peut être soignée à son domicile, ou bien à l'hôpital, ou dans une de ces cliniques spéciales dont il a été question, soit qu'elle y prenne un lit, soit qu'elle y vienne seulement, à des intervalles plus ou moins rapprochés, suivre le traitement nécessaire. Dans ces cas, tout se borne pour les corporations à payer les journées d'hôpital, ou les séances de mécanothérapie ; elles ne sont en somme que de simples clientes des établissements auxquelles elles s'adressent. Quelques-unes ont pensé que cela ne suffisait pas : elles ont cherché à prendre une part plus directe à la conduite du traitement. Le seul moyen, on le conçoit, était de fonder elles-mêmes des hôpitaux exclusivement réservés à leurs blessés : c'est ce qu'elles ont fait, et telle a été l'origine des hôpitaux corporatifs.

Il est évident que seules étaient déterminées à agir de la sorte les corporations ayant à supporter un grand nombre d'accidents, celles des industries périlleuses, les mines, le bois, par exemple : de semblables fondations supposent en outre des ressources considérables. Aussi sont-elles encore peu nombreuses ; on n'en compte jusqu'à présent que trois dans toute l'Allemagne. Deux appartiennent à la corporation minière, ceux de Halle-sur-Saale (Saxe) et de Bochum (Westphalie) et le troisième à la corporation du bois (Nord) ; il est situé à Neu-Rahnsdorf (Prusse) (1).

Il nous a semblé intéressant de les décrire, comme des types d'hôpitaux pour accidents du travail : la question est assez à l'ordre du

---

(1) Ces trois établissements sont les seuls grands hôpitaux corporatifs. Mais il existe à Bonn une institution qui peut être considérée comme un moyen terme entre l'hôpital, propriété exclusive de la corporation, et l'établissement privé dont la corporation est simple cliente. L'ordre des Frères de la Charité (Barmherzige Brüder), plus connu en France sous le nom de Frères de Saint-Jean de Dieu, a créé dans la maison de santé qui leur appartient un service spécial pour les blessés par accident : cette création a été faite en 1892-1893, par suite d'un contrat entre l'ordre et plusieurs corporations, au premier rang desquelles figure la corporation minière (section I). Le Pr Witzel, de l'Université de Bonn, est chargé du service chirurgical. On a organisé une polyclinique complète (yeux, oreilles, système nerveux, électricité, radiographie, etc.) et un institut mécanothérapique du système Zander. Les bases du contrat sont les suivantes : une somme de 40 000 marks à 4 pour 100 a été avancée à l'ordre pour lui permettre d'effectuer les transformations requises : cette dette doit être amortie en 10 ans. Par contre, les corporations paient 2 marks par jour, en moyenne, par malade traité : ce prix comprend tous les soins chirurgicaux et mécanothérapiques et l'entretien complet. Ainsi conçue, cette institution fonctionne très régulièrement ; les blessés occupent tout un pavillon, spécialement aménagé pour eux, avec une salle d'opérations très bien comprise. De nouveaux agrandissements sont projetés.

jour pour qu'il soit utile de rassembler tous les faits qui s'y rapportent. Il est surtout instructif de voir l'initiative privée donner naissance à des établissements aussi importants.

On pourra trouver ailleurs des chiffres établissant les résultats obtenus par les corporations au point de vue purement financier : ils répondent à ce qu'elles attendaient (1). Ce côté économique sort de la compétence stricte du médecin, et ne se rapporte d'ailleurs qu'aux conditions de la loi allemande. Ce qui reste, d'un intérêt général, et dont on peut s'inspirer partout où une législation particulière s'applique aux accidents du travail, c'est l'examen des conséquences thérapeutiques d'une telle réglementation. Cette influence inattendue des lois sur l'art de guérir est manifeste en Allemagne. Sans les assurances ouvrières, la chirurgie des traumatismes n'eût pas trouvé le vaste champ d'application qui a déterminé ses progrès et permis aux méthodes mécanothérapiques d'atteindre un développement singulier, entretenu par l'émulation inventive des spécialistes.

-----

(1) Voir *Comptes rendus du Congrès international des accidents du travail et des assurances sociales*. Paris, Exposition universelle, 25-30 juin 1900. L'atténuation des accidents en Allemagne, L. Roques, t. I, p. 437.

III

L'HÔPITAL « BERGMANNSTROST »

C'est à Halle (Saxe), auprès de l'Université si réputée pour les études médicales, où brillèrent Stahl et Hoffmann, que l'on peut visiter aujourd'hui le plus important des hôpitaux corporatifs. Il est connu sous le nom de « Bergmannstrost » (la consolation du mineur) et a été fondé par la 4ᵉ section de la corporation minière. Inauguré en septembre 1894, il est situé aux portes de la ville, dans un site découvert, bien aéré, et se présente sous un heureux aspect architectural. Nous allons décrire les parties qui nous intéressent, c'est-à-dire le bâtiment principal (A, A, plan 1 et plan 2) et l'institut médico-mécanique (C, plan 1 et plan 3), relié au premier par une galerie couverte (K, plan 1).

Le bâtiment principal a la forme d'un fer à

cheval et s'ouvre sur une large cour gazonnée, ornée de massifs. Les deux corps en saillie sur la partie centrale sont occupés par les salles de malades. En élévation, il y a, au-dessus d'un rez-de-chaussée de $3^m,3o$, deux étages hauts chacun de $4^m,8o$, et les combles, couverts en ardoise. Le rez-de-chaussée est voûté, mais largement ouvert et aéré, ne constituant nullement une cave ; les murs sont protégés contre l'humidité du sol par un double revètement isolant : une plinthe en diorite garantit en outre le bâtiment des infiltrations extérieures. Les deux étages affectent sensiblement la même disposition : nous ne reproduisons ici que le plan du premier (plan 2) ; la seule différence consiste en ce que l'on a utilisé au second pour des chambres isolées l'espace occupé au premier par les laboratoires et la petite salle d'opérations, et qu'on y a établi, au-dessus de l'entrée, une vaste salle de réunions, dont on voit sur la figure 1 les trois hautes fenêtres.

Les quatre grandes salles de malades, réparties entre les deux étages des deux ailes, affectent la même disposition.

Chacune d'elles est pourvue d'un lavabo et d'une salle de bains, de trois water-closets, d'un office, d'une salle de pansements et d'une

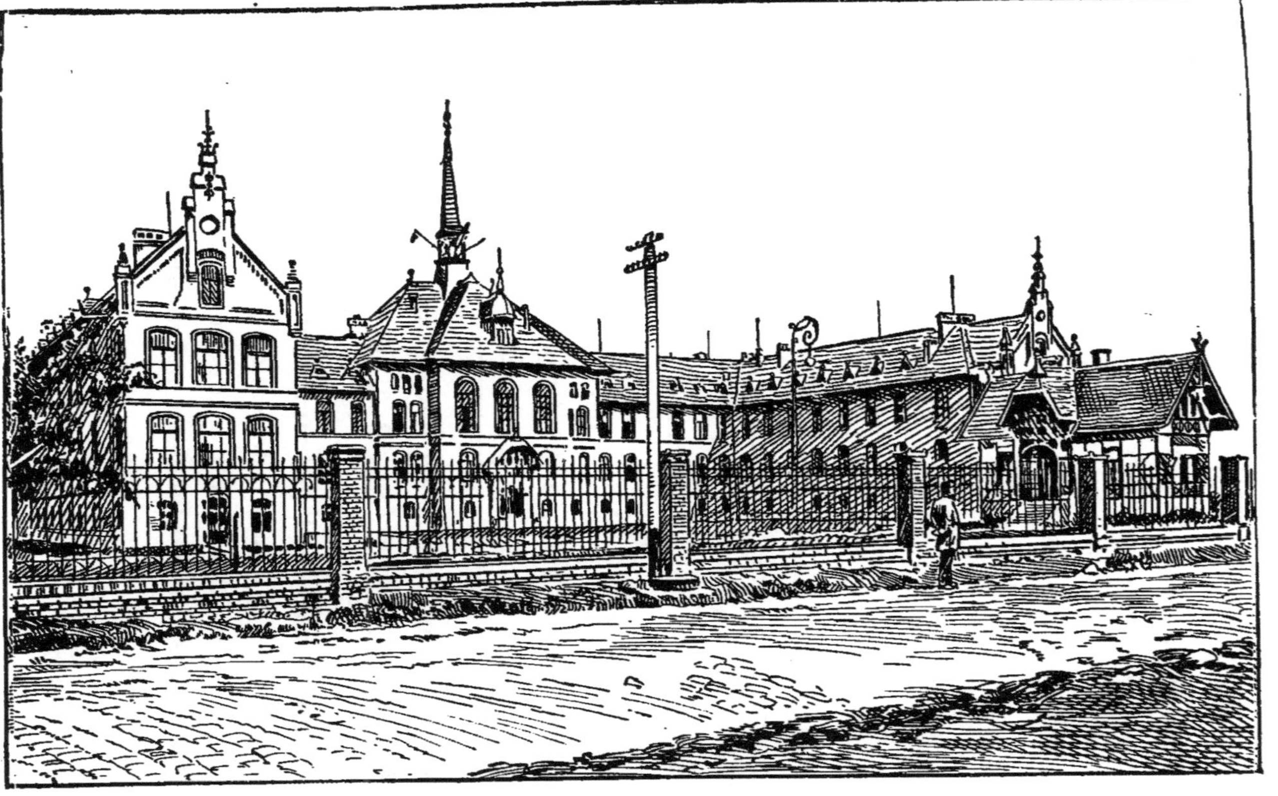

Fig. 1. — Hôpital « Bergmannstrost ». (Façade.)

chambre pour la surveillante. L'établissement d'une véranda à l'extrémité libre du bâtiment permet aux malades ne ne pas rester toujours confinés entre les quatre, murs de leur salle et leur offre pendant la journée un agréable lieu de réunion. d'où ils jouissent d'une échappée sur la campagne.

A l'exception de la pièce réservée à la surveillante, où le sol est revêtu d'un linoléum, la salle et ses dépendances sont dallées en terrazzo, auquel on a incorporé un tissu métallique, pour éviter les fissures si fréquentes dans ces sortes de revêtements cimentés. Jusqu'à deux mètres de haut, les murailles sont peintes partie à l'huile, parte à la peinture laquée, et plus haut, à la détrempe. Conformément aux exigences de l'asepsie, tous les angles et encoignures des parois, du plafond et du sol sont fortement arrondis pour éviter tout dépôt de poussières ; on a observé la même disposition dans les portes, les fenêtres et les autres détails de l'aménagement. La rigueur du climat a fait munir les salles de malades de doubles fenêtres, entre lesquelles sont établis des stores, sur les faces du bâtiment exposées au soleil.

Nous n'entrerons pas dans les détails de la ventilation, qui assure une circulation d'air de

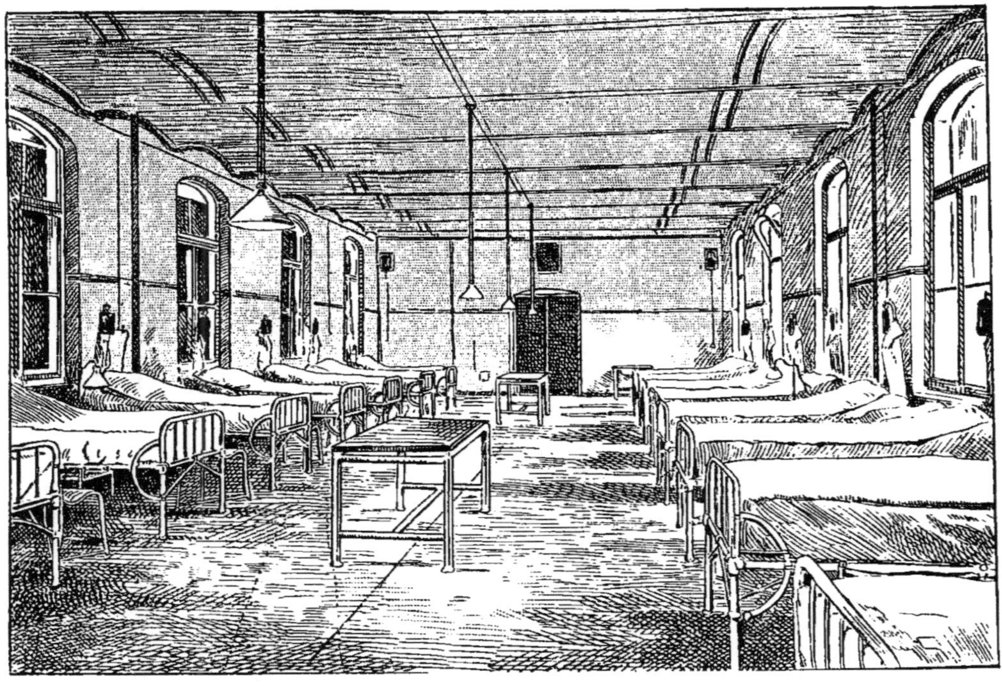

Fig. 2. — Hôpital « Bergmannstrost ». (Une salle de malades.)

80 mètres cubes par personne et par heure, ni du chauffage à circulation d'eau chaude pour les deux étages principaux, et de vapeur pour le rez-de-chaussée (cette vapeur étant utilisée pour le chauffage de l'eau), ni de l'éclairage, tout entier électrique.

Tout le mobilier des salles de malades est construit en fer et verre et disposé de manière à en rendre facile et sûrs le nettoyage et la désinfection.

Outre les grandes salles, établies pour 25 malades, il se trouve encore dans chacune des ailes, aux deux étages, une chambre d'isolement pour un malade et une salle de 4 à 6 lits.

Au second étage, existe un service particulier (*Privat-Station*), composé de cinq chambres séparées, à un lit, et d'une salle de 5 lits ; ce service a pour dépendances une salle de bains, des water-closets et un cabinet pour la surveillante.

Ainsi répartis, les lits atteignent le nombre total de 132. Ce chiffre est aujourd'hui doublé, car l'établissement dont nous venons de donner la description primitive s'est accru d'un bâtiment renfermant 130 lits (1).

---

(1) Ce bâtiment, qui ne figure pas sur les documents reproduits ci-contre, occupe la partie du plan I couverte de

Il existe deux salles d'opérations, dont l'une est réservée aux cas infectés.

La première, la plus importante, située au premier étage dans l'axe du bâtiment central, est rectangulaire, et mesure 10 mètres de longueur sur 8 de large et 6 de hauteur : elle est donc assez spacieuse pour répondre à l'extension du mouvement hospitalier. L'éclairage est fourni par des baies latérales, et par des ouvertures supérieures, qui donnent, pour 80 mètres carrés de surface totale, 68 mètres carrés de surface vitrée. Un lustre de 10 lampes à incandescence, suspendu au milieu de la salle et 6 lampes fixées aux parois pourvoient à l'éclairage artificiel, en procurant une lumière diffuse reproduisant aussi exactement que possible celle du jour : pour l'éclairage intensif nécessaire en certains cas, sont

---

hachures qui prolonge l'aile Sud. Les deux constructions projetées B et B n'ont pas été faites. — Le nouveau bâtiment est construit avec les mêmes dispositions générales que les précédentes ; il comprend deux étages de salles inégales s'ouvrant sur un vaste couloir latéral ; on s'est attaché à éviter les grandes salles avec leur encombrement ; les malades sont répartis par 15, par 6 ou 8, par 2. On a ménagé aussi quelques chambres isolées. — Un modèle en relief de « Bergmannstrost », avec ses agrandissements actuels, figurait à l'Exposition universelle de 1900 (Palais des Congrès, économie sociale, section allemande). L'hôpital peut recevoir actuellement 270 blessés.

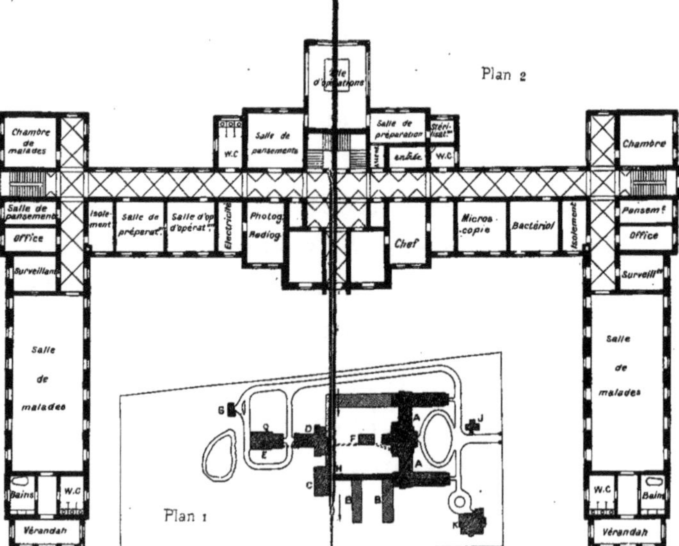

Plan 1. — Plan général « Bergmannstrost. » — A, A, bâtiment principal. B, B, bâtiments projetés (ils n'ont pas été construits; l'agrandissement actuel couvre l'espace représenté par des hachures, qui prolonge l'aile droite du bâtiment principal). C, institut médico-mécanique. D, cuisine et dépendances. E, chaudières F, machines. G, salle des morts et salle d'autopsie. H, galerie couverte. J, portier. K, médecin-chef.

Plan 2. — Bâtiment principal, premier étage.

disposées des lampes mobiles. Des deux côtés de la salle se trouvent des ouvertures pour l'enlèvement du linge sale ou des pièces de pansement souillées : ces dernières tombent directement dans une caisse métallique roulante qui est enlevée par la conduite souterraine servant au chauffage, déchargée dans le foyer des chaudières, et rendue ainsi complètement indépendante de tout le reste de l'établissement. Ces trappes et conduits de décharge sont soigneusement ventilés.

Le sol et la couverture de la salle d'opérations sont imperméables, le premier en terrazzo, la seconde en béton ; toutes les parois sont cimentées et revêtues d'une triple couche de peinture émaillée.

D'un côté de la salle d'opérations, lui est annexée une salle de pansements, et de l'autre une salle de préparation (pour l'anesthésie et tous les préliminaires opératoires) communiquant avec elle par une large porte à deux battants, et s'ouvrant à la fois sur le couloir central de l'étage et sur un ascenseur amenant les blessés de l'étage supérieur. Une petite pièce servant à la stérilisation du matériel de pansement est annexée à cette dernière salle et complète le groupe des dépendances de la salle d'opérations, qui forment

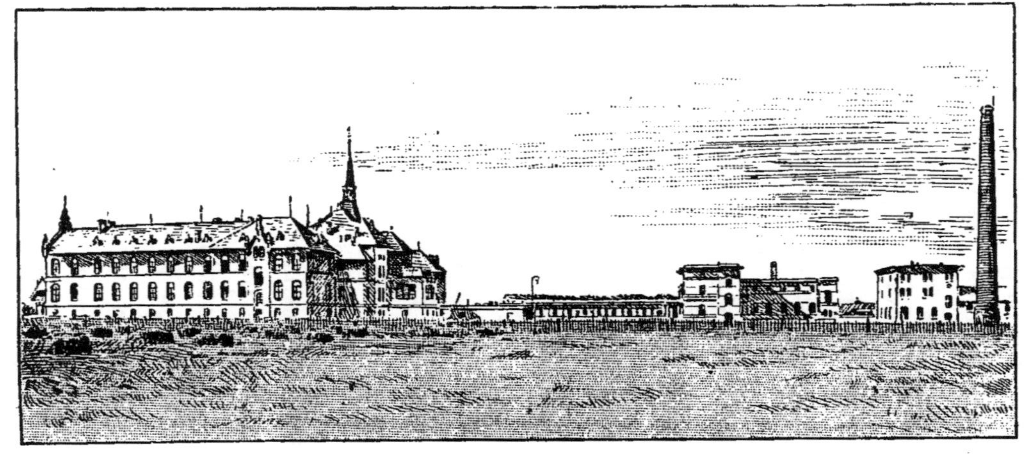

Fig. 3. — Hôpital « Bergmannstrost ». (Vue côté Sud.)

avec elle un département séparé, établi dans les conditions les plus favorables à une asepsie rigoureuse, et exclusivement réservée aux grandes interventions et aux cas non infectés (v. plan 2).

Une seconde salle d'opérations, moins importante, mais pourvue aussi d'une salle de préparation, est établie dans un autre point du bâtiment, suivant les mêmes dispositions générales.

Elle possède son instrumentation propre, et l'on s'est attaché à la rendre absolument indépendante de la première, car elle est destinée aux examens et aux opérations pratiquées sur les cas septiques. L'importance de cette séparation est assez établie pour que nous soyons autorisés à souligner le soin tout particulier que l'on a mis à la réaliser ici.

Au même étage se trouve une chambre pour la radiographie, un laboratoire de photographie, et deux vastes laboratoires de recherches microscopiques et bactériologiques.

L' « institut médico-mécanique » (C, plan 1) est relié au service chirurgical proprement dit par la galerie K.

Il comprend une grande salle d'appareils,

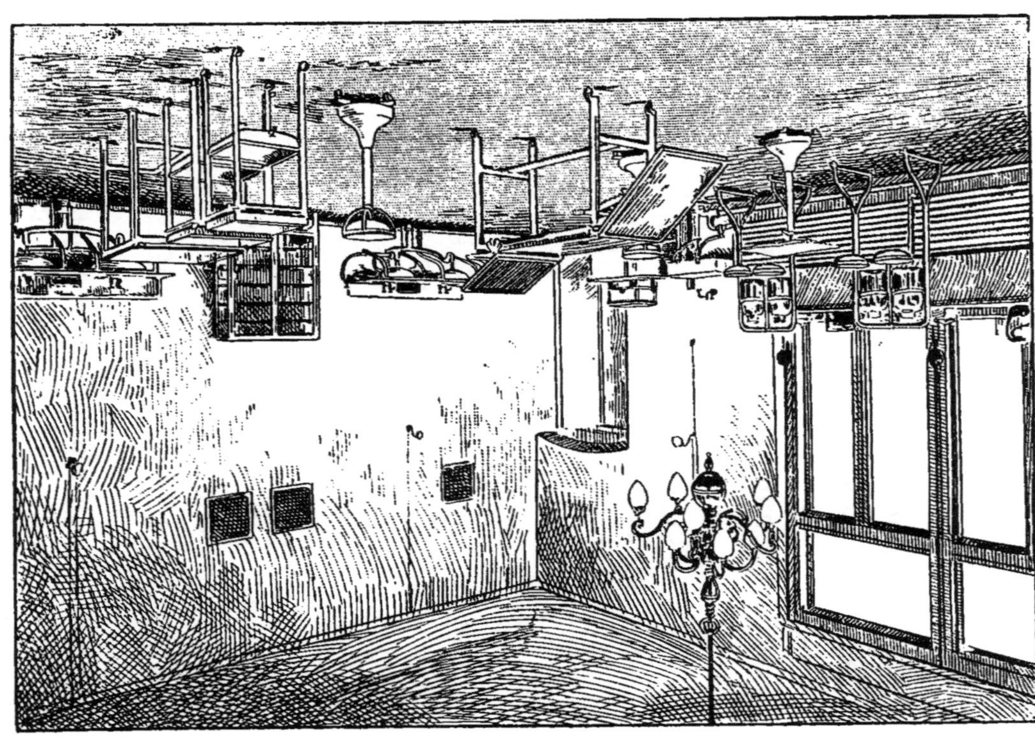

Fig. 4. — Hôpital « Bergmannstrost ». (La grande salle d'opérations.)

deux salles de gymnastique et massage, des
bains et une salle d'électricité (plan 3).

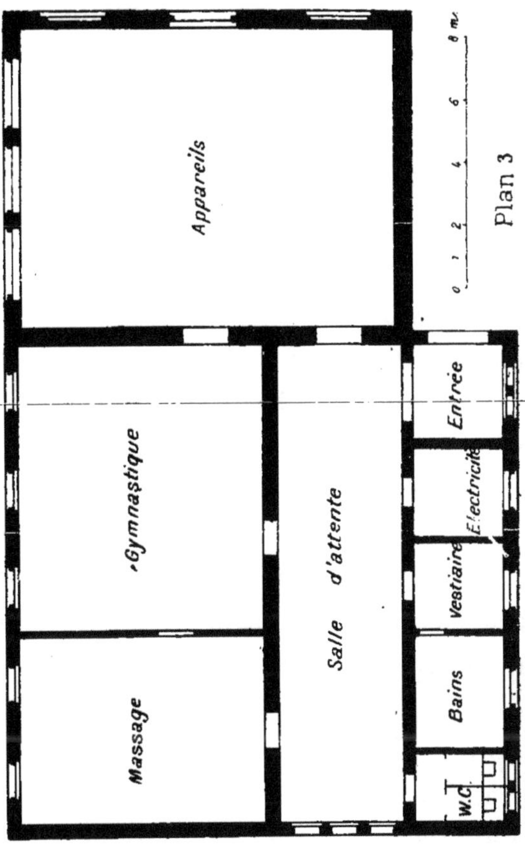

PLAN 3. — « BERGMANNSTROST ». (Le pavillon médico-mécanique.)

Dans la première, haute de 8 mètres et
largement éclairée (voir figure 10, p. 78), est
la collection des appareils mécanothérapiques,

ils sont au nombre de 35, tous du système Zander. Nous n'en donnons pas la liste ici, un choix analogue devant être reproduit au chapitre suivant (1). La salle voisine, consacrée à la gymnastique non mécanique, est pourvue de tous les accessoires nécessaires (échelles diverses, cordes, haltères, bâtons, etc.). La salle d'électrothérapie renferme pour la galvanofaradisation un grand appareil fixe, un autre transportable, et tous les instruments galvanocaustiques et endoscopiques qui peuvent être utiles (laryngoscope, otoscope, cystoscope, urétroscope, etc.). Sur le plan reproduit ci-dessus ne figure qu'une salle de douches, munie de dix appareils variés ; mais cette installation a été agrandie depuis, et, dans l'axe du corridor, s'ouvre un établissement de bains de toutes sortes (vapeur, étuves, bains russes) avec une piscine.

L'hôpital « Bergmannstrost » a coûté, avec les agrandissements récents, la somme de 1 400 000 marks. Le service médical est assuré par un médecin-directeur (aujourd'hui le Pr Oberst, de l'Université de Halle) et 7 mé-

---

(1) Voir, Appendice C, un exposé général de la mécanothérapie en Allemagne.

decins-assistants (1). L'absence de rapports médicaux sur le mouvement annuel nous empêche de fournir des renseignements détaillés sur la statistique des lésions traitées, des opérations faites, etc. (2). Les chiffres que nous avons sous la main se rapportent aux seuls blessés dont la corporation a pu assurer tout le traitement, c'est-à-dire aux blessés soignés par elle dès l'accident, abstraction faite de tous ceux venus dans l'établissement seulement à l'expiration des treize semaines du *carenzzeit* (voir chapitre I). Ils étaient en 1898 au nombre de 694, dont 10 sortis après 1 ou 2 jours, leur état ne nécessitant qu'un simple pansement ; 12 morts, 407 complètement rétablis avant l'expiration des treize semaines, 253 sortis avec droit à l'indemnité, 12 en traitement prolongé. Durée moyenne du traitement : 47 jours. Prix moyen d'une journée de malade : 1 mark, 60 (il y a 5

---

(1) Le personnel secondaire comprend : 8 sœurs, 8 infirmiers (dont 1 infirmier-chef), 8 infirmières, 7 filles de salle, 1 homme de service, 7 filles de service, 1 ménagère-chef, 5 filles de cuisine, 5 filles de buanderie, soit 50 personnes).

(2) Les données que nous avons pu recueillir reproduisent sensiblement, comme exemple général du fonctionnement d'un hôpital corporatif, celles que l'on trouvera au chapitre V (p. 55, n. 1).

classes différentes : 4 marks ; 1,75 ; 1,60 ; 1,50 et 1 mark).

Ces renseignements ne concernent que les blessés relevant de la corporation minière elle-même ; car elle soigne dans son hôpital, en vertu de certains arrangements, des malades d'autres corporations. Il y a également quelques chambres composant une sorte de maison de santé privée, à la disposition du médecin-chef. L'institut médico-mécanique est ouvert aussi au public, à certaines heures. Ces dispositions permettent à la corporation d'établir une colonne « recettes » en face de la colonne « dépenses » si chargée pour elle. Mais malgré les frais considérables entraînés par le coûteux entretien d'une fondation aussi soignée, elle se loue des résultats obtenus, en constatant chaque année l'abaissement du nombre et du taux des rentes qu'elle doit servir à ses assurés.

IV

L'HOPITAL DE NEU-RAHNSDORF

Conçu d'après un autre type que le précédent, moins important et moins somptueux, cet établissement répond d'une manière aussi parfaite à la même destination. Il appartient à la corporation de l'industrie du bois pour l'Allemagne du Nord, qui l'a ouvert depuis le mois de juin 1893. Il est situé dans la banlieue Est de Berlin, à une vingtaine de kilomètres de cette ville, et se trouve à proximité d'une station de chemin de fer, desservie par de nombreux trains. Le plan 4 permet de se rendre compte de la disposition générale des bâtiments, élevés par pavillons séparés, sur une surface totale de 3500 mètres, dans un terrain entouré sur deux de ses faces par une forêt de sapins fournissant un abri contre les vents Est et Nord.

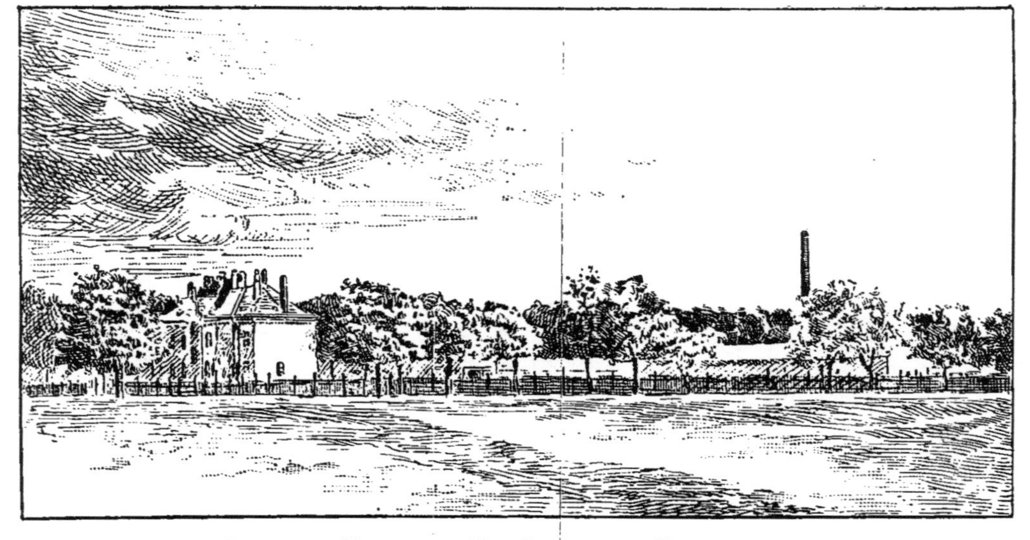

Fig. 5. — Hôpital de Neu-Rahnsdorf. (Vue générale.)

Les malades sont répartis dans deux bâtiments principaux : l'un (C, plan 4) est affecté au service chirurgical proprement dit, et renferme, avec la salle d'opération, des salles pour les malades à opérer ou opérés ; l'autre (B) est le pavillon des convalescents, où se trouvent les malades n'ayant plus à suivre qu'un traitement médico-mécanique, auquel est réservé le bâtiment D.

Toutes ces constructions ne comprennent qu'un seul étage et présentent l'aspect de pavillons d'une architecture assez simple, en briques, dont les figures 6, 7 et 8 peuvent donner une idée.

Le service chirurgical (plan 5) se compose de deux ailes en retour d'équerre **L**, dont l'une est occupée par une grande salle, et l'autre par des chambres d'isolement ; la salle d'opérations, avec ses dépendances, occupe le sommet de l'angle. Cette disposition a été adoptée en vue d'un agrandissement ultérieur permettant d'ajouter une aile dans le prolongement de la première **⌐**.

La salle principale (g) a $29^m,5$ de long sur $7^m,7$ de large et 5 mètres de haut. Elle renferme 32 lits, de sorte qu'à chaque lit correspond une surface de 7 mètres carrés, et un cube d'air de $35^m,7$. Sur un de ses flancs, en

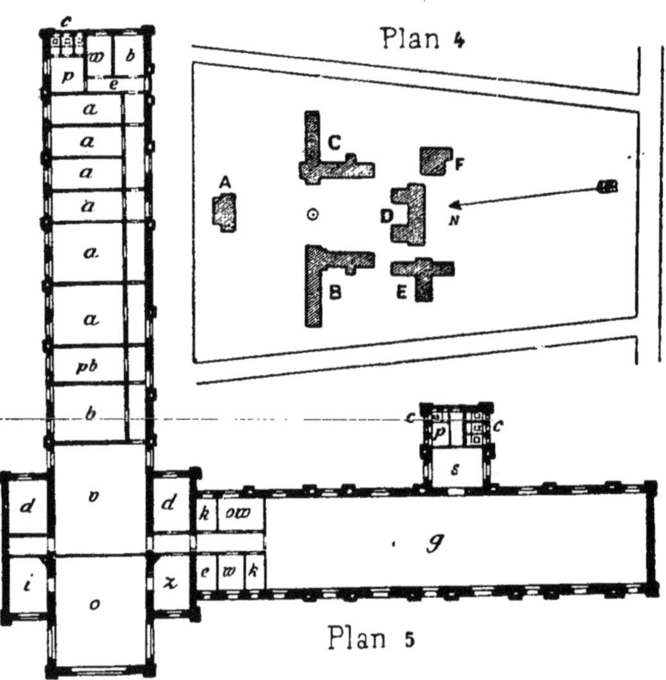

Plan 4. — Neu-Rahnsdorf, plan d'ensemble. — A, administration, médecin-chef. B, C, pavillons occupés, le premier par le service de chirurgie, le second par la division des convalescents. D, salles de mécanothérapie et massage, salle de travail, réfectoire. E, cuisine et buanderie. F, chaudières et machines.

Plan 5. — Plan du bâtiment C. — *g*, grande salle de malades ; *s*, lavabo ; *p*, *c*, water-closets ; *w*, *ow*, infirmiers ; *k*, office ; *e*, *e*, entrée ; *v*. vestibule ; *o*. salle d'opérations ; *i*, instruments ; *z*, stérilisation ; *d*, *d*, médecins-assistants ; *b*, *pb*, bains ; *a*, *a*. chambres séparées.

son milieu, est accolée une petite construction où se trouvent un lavabo et les water-closets. A l'extrémité sont des chambres pour les surveillants et diverses dépendances (office, débarras, etc.) communiquant par un petit couloir avec un vaste vestibule central (v), sur lequel s'ouvre l'autre aile du bâtiment.

Les premières pièces qu'on y rencontre sont des salles de bains, renfermant en tout 7 baignoires, avec douches, douche écossaise, etc., et dont l'une est affectée au « bain permanent », pour les cas de brûlures, par exemple.

Le reste de l'aile est divisé en six chambres séparées (deux de 4 lits, et quatre de 2 lits), desservies par une galerie latérale, dans laquelle sont ménagées des cloisons qu'il est possible de fermer complètement en cas de besoin de manière à utiliser le nombre voulu de ces chambres comme pavillon d'isolement, en cas d'affections septiques ; dans ce but, existent à l'extrémité de la galerie une salle de bains, des water-closets et une chambre de garde, rendant ce nouveau service tout à fait indépendant du premier.

Les dimensions de ces salles séparées ($5^m,20$ de hauteur, et $4^m,63 \times 5^m,55$ pour les grandes, $2^m,33 \times 5^m,55$ pour les petites) donnent à chaque malade une surface de 6 mètres carrés et un cube d'air de $33^m,5$.

Tous ces bâtiments sont construits en briques, à doubles parois, laissant entre chacune d'elles une couche d'air isolante de 8 centimètres de largeur : la muraille intérieure est doublée de ciment jusqu'au-dessus de hauteur d'homme et d'un enduit plus léger dans la partie supérieure. Tous les angles sont arrondis, et une peinture émaillée, que l'on peut laver à grande eau, recouvre le tout.

Le mobilier se conforme de même aux prescriptions de l'hygiène des services chirurgicaux modernes : les tables de nuit métalliques ont une tablette en verre, les lits, les chaises sont entièrement métalliques.

La salle d'opérations (*o*), séparée des deux ailes par le vestibule, a $62^m,9$ de surface et $4^m,5$ de hauteur. On a préféré un revêtement en ciment imperméable aux carreaux émaillés ou aux plaques de verre, pour éviter les joints que nécessitent ces derniers systèmes. L'éclairage est latéral, fourni par trois baies hautes de $3^m,5$, dont l'une atteint $17^m,9$ de surface. Deux couronnes électriques de 5 lampes chacune sont disposées suivant l'axe principal de la salle, une du côté de la fenêtre principale, la seconde du côté de l'entrée, et deux autres, avec 3 lampes, sur chacune des murailles latérales. En outre, six contacts disséminés en divers points facilitent l'emploi de lampes mobiles. Disons à ce propos qu'on a eu le soin d'établir quelques contacts spéciaux dans les salles de malades ; ils permettent d'utiliser à chaque lit l'éclairage électrique et procurent une source d'électricité pour l'électro-diagnostic et l'électrothérapie.

Un dispositif assez simple utilisant une chaudière située dans l'office voisin, fournit d'eau bouillie les lavabos à l'usage des chirurgiens. On a simplifié le matériel de stérilisation des instruments, auxquels est réservé un local spécial (*i*), muni des armoires convenables. Une autre pièce (*z*) sert à la stérilisation des étoffes de pansement et des linges employés dans les interventions.

On voit que cette installation a permis de réunir sans perte d'espace tous les éléments d'un service des mieux compris : la salle d'opérations avec ses dépendances est suffisamment isolée du reste du pavillon, qui peut loger en tout une cinquantaine de malades.

La division des convalescents reproduit une disposition analogue ; elle renferme une grande salle de 42 lits, deux de 10 lits, deux de 6 et une de 4, soit un total de 78 lits. On a pu

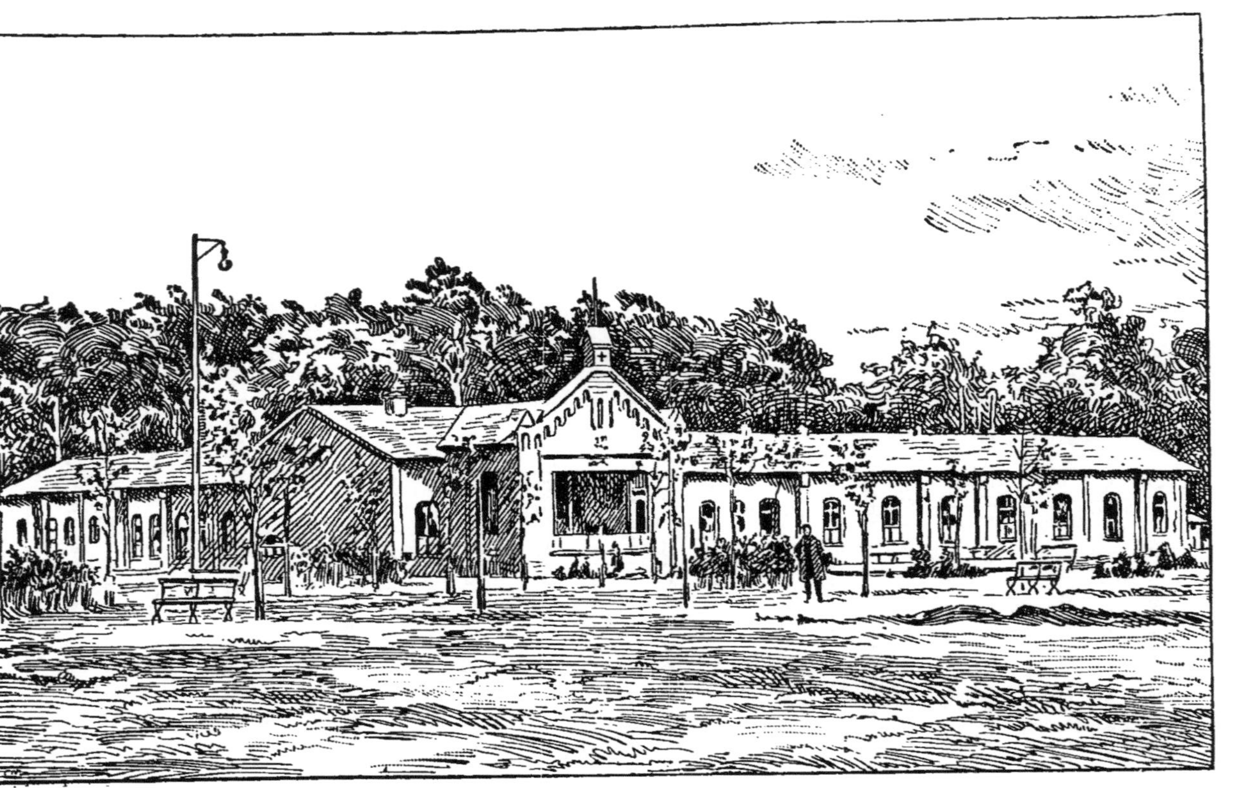

Fig. 6. — Hôpital de Neu-Rahnsdorf. (Pavillon chirurgical et salle d'opérations.)

augmenter ainsi le nombre des malades, dans un espace sensiblement égal, grâce à quelques modifications de détail, et surtout parce que ces différentes salles ne servent absolument que de chambres à coucher : les « convalescents » passent en effet leur journée, en dehors du temps consacré au traitement médico-mécanique, dans des salles de travail ou de réunion dont il sera parlé bientôt.

A la section d'isolement du pavillon chirurgical, correspond dans celui-ci un petit service de femmes. C'est là une particularité de Neu-Rahnsdorf. Jusque-là en effet les femmes victimes d'accidents du travail, quand elles avaient à suivre un traitement dans un institut mécanique, étaient logées dans des pensions privées ou dans des maisons de leurs sociétés de secours. A Neu-Rahnsdorf, elles bénéficient de l'hospitalisation complète.

Dans la division des convalescents existent aussi des bains : l'installation en est même ici plus développée, puisqu'il s'agit plus particulièrement d'applications thérapeutiques ; outre dix baignoires et des douches de différentes sortes, une salle pour bains de vapeur sert en même temps d'étuve pour bains romains ou russes. En additionnant les baignoires de ce pavillon avec celles du service chirurgical, on

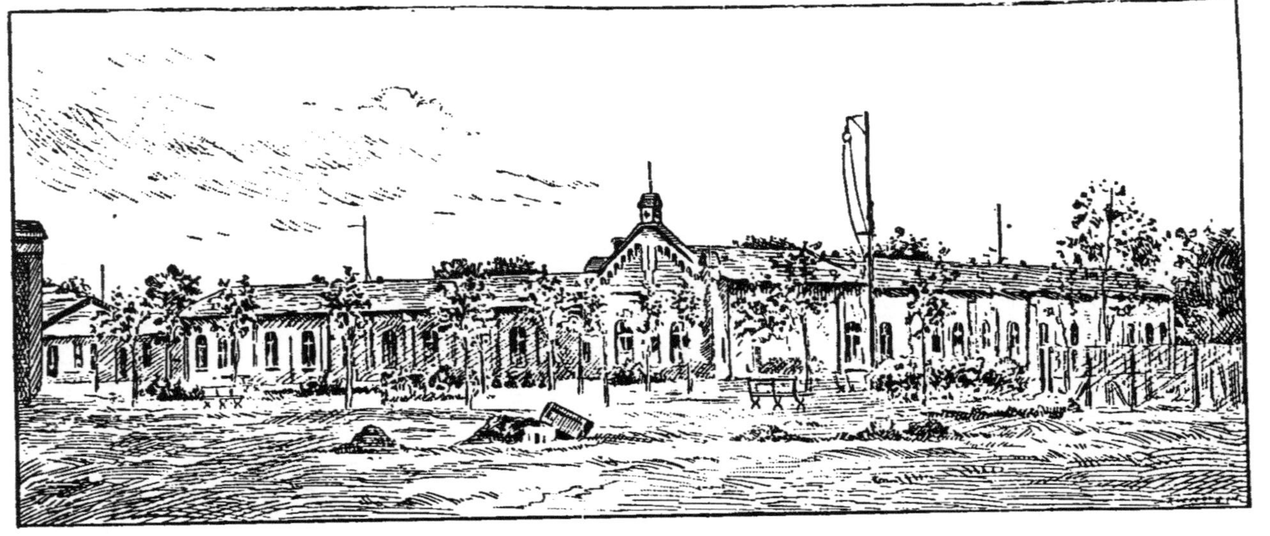

Fig. 7. — Hôpital de Neu-Rahnsdorf. (Pavillon des « Convalescents ».)

arrive à un total de 27 pour 126 malades, soit 1 pour 5. C'est dire tout le soin apporté à l'utilisation des ressources que trouve un traitement bien dirigé dans la balnéation sous toutes ses formes : il n'est pas de plus utile adjuvant du massage et de la mécanothérapie.

La salle d'opérations est remplacée dans ce pavillon par une vaste pièce réservée à l'examen des malades, à leur entrée ; elle est pourvue de tout le matériel nécessaire et sert aussi de salle de réunion pour la commission spéciale, composée des médecins de l'établissement et des experts, qui établit, au moment de l'exeat, les suites définitives de l'accident. On y a placé quelques appareils servant au traitement électrique.

Le bâtiment D (plan 4) est occupé tout entier, dans sa partie médiane, par une vaste salle longue de 33 mètres, large de plus de 9 mètres et haute de $5^m,38$, où sont réunis les 34 appareils suivants du système Zander :

A. Appareils pour mouvements actifs.

I *Membre supérieur.*

A 1. Abaissement des bras.
A 3. Abaissement et flexion.
A 4. Élévation et extension.
A 5. Mouvements simultanés des bras.

A 6. Mouvements de latéralité des bras.
A 7. Circumduction des bras.
A 8*a*. Rotation des bras.
A 8*b*. Rotation alternative.
A 9. Flexion de l'avant-bras.
A 10. Extension de l'avant-bras.
A 11. Flexion et extension de la main (poignet).
A 12. Flexion et extension des doigts.

II. *Membre inférieur.*

B 3. Flexion (hanche et genou).
B 4. Extension (hanche et genou).
B 7. Mouvement de vélocipède.
B 8. Rotation.
B 9. Flexion du genou.
B 10. Extension du genou.
B 11. Flexion et extension du pied.
B 12. Circumduction du pied.

III. *Tronc.*

C 2. Redressement (assis).
C 3. Redressement (couché).
C 6. Flexion latérale.
C 7. Rotation.
D 3. Rotation (circumduction) sur le siège d'équitation.

B. Appareils pour mouvements passifs.

E 2. Extension et flexion de la main.
E 3. Mouvements de latéralité de la main.
E 4. Flexion et extension des doigts.
E 7. Rotation du bassin.

C. Appareils pour actions mécaniques.

F 1. Secousses (trépidation).
G 3. « Hachage » de la jambe.
G 4. Id. tronc et bras.
J 1. « Foulage » du bras.
J 4. « Frottement » (main et pied).

Les lettres et les chiffres correspondent à la nomenclature spéciale du système. Nous avons reproduit cette liste comme un exemple du choix qui peut suffire au but spécial d'un hôpital corporatif pour accidents. Il est susceptible de quelques variantes, d'après la prédominance de certaines lésions, suivant la nature des industries.

C'est ainsi qu'à Neu-Rahnsdorf, on a installé toute la série A des appareils Zander, en raison du rôle que jouent dans l'industrie du bois ces blessures du membre supérieur. Le choix des appareils de la série C a été déterminé par la fréquence des blessures du dos. Il arrive dans la plupart des établissements pour accidents du travail que la mécanothérapie ne tire pas seulement ses indications d'une thérapeutique strictement chirurgicale : elle s'applique merveilleusement aux affections nerveuses, souvent indépendantes de toute lésion susceptible d'un traitement direct, qui se développent à la suite d'un traumatisme. Cette considération est aussi intervenue pour décider l'emploi de cette série C, très utile dans ces cas particuliers.

J'extrais du rapport sur l'installation de Neu-Rahnsdorf le passage suivant, qui montre qu'aucun détail n'est négligé par les Allemands

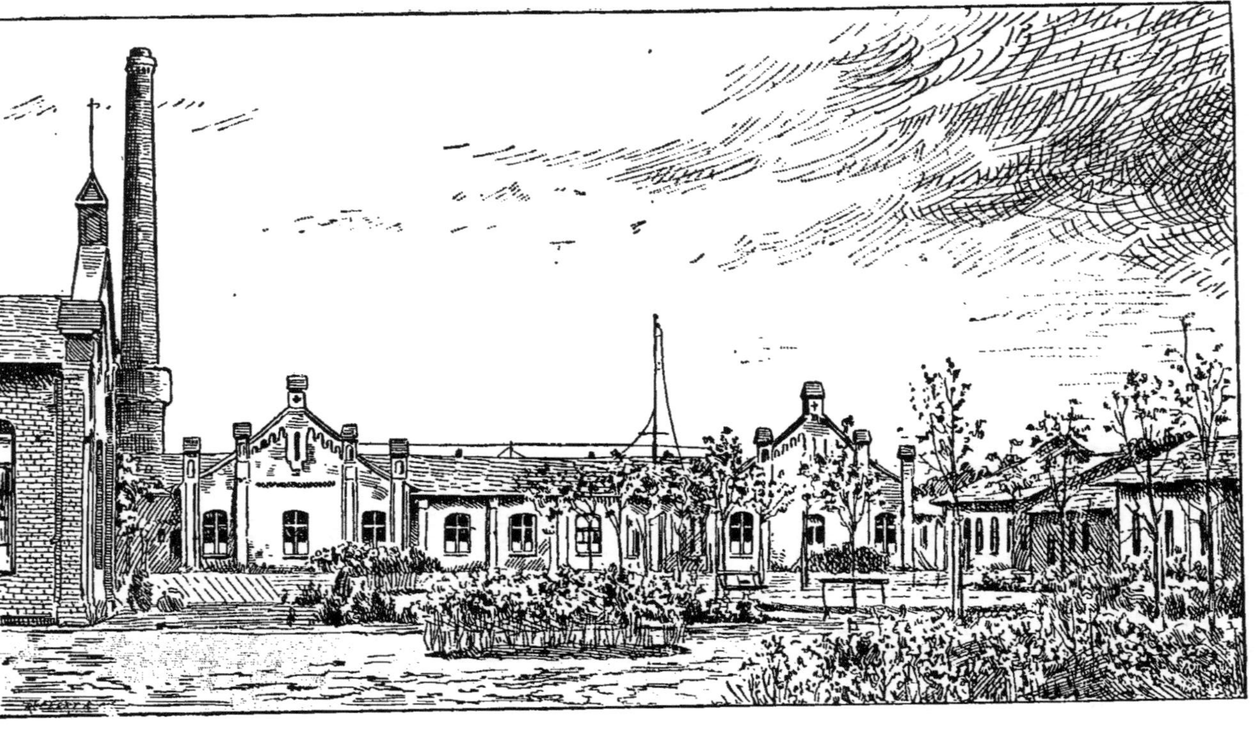

Fig. 8. — Hôpital de Neu-Rahnsdorf. (Salle de mécanothérapie.)

et qui met en relief ces multiples attributions du « médecin pour accidents », dont il a été question plus haut :

« A l'extrémité de la salle est une estrade,
« avec une table, des sièges et un lit d'exa-
« men. C'est là que se tient le médecin-assis-
« tant de service ; il peut à la fois surveiller
« la salle, s'occuper des écritures (histoires
« des malades, observations, rapports) ou se
« livrer à l'examen d'un malade. Le traitement
« électrique peut aussi être fait à cet endroit.

« Immédiatement au-devant de l'estrade se
« trouvent les bancs de massage, pour le mas-
« sage et la gymnastique manuelle, de sorte
« que cette partie du traitement reçoit la sur-
« veillance la plus exacte. Derrière l'estrade,
« une ouverture est pratiquée dans la cloison,
« par où le médecin peut contrôler les bains
« de pieds et de mains. »

Une salle voisine est en effet réservée à ces derniers, dont l'emploi est corrélatif du massage ; on peut y donner en même temps 8 bains de pieds et 8 bains de bras. Il s'y trouve un système à température, à jet et à pression variables, pour douches locales.

Dans un des corps de bâtiment en retour d'équerre (voir D, plan 4) est aménagée une salle de travail. C'est là une excellente innovation, dont les spécialistes aussi bien que les corporations avaient déjà formulé le vœu. Voici comment elle est comprise à Neu-Rahnsdorf :

« On a établi cinq modèles de machines à
« travailler le bois ; une scie circulaire, une
« scie à bande, une machine à tenons et à
« mortaises, une machine à planer et un banc
« à fraiser. Prenons pour exemple la scie cir-
« culaire : au lieu de lame, est disposé un
« disque de bois sans dents, qui reçoit par
« une transmission un mouvement très lent.
« On a évité tout danger de blessure par suite
« de quelque fausse manœuvre. Le patient
« pousse contre cette fausse lame une planche
« où le trajet de la scie est déjà pratiqué à
« l'avance et disposée de telle sorte, grâce à
« un système de poids et de poulie, qu'il doit
« surmonter dans cette action une résistance
« variable et toujours un peu plus forte que
« celle du véritable sciage. Les autres ma-
« chines sont établies d'une manière analogue,
« dont il est inutile de donner ici la descrip-
« tion.

« Ces appareils remplissent un but multiple :
« 1° Le blessé ayant perdu par une longue
« cessation de travail l'habitude de son mé-
« tier peut retrouver par cet exercice le coup

« de main nécessaire. Une fois que le traite-
« ment mécanique systématique a rendu la
« motilité à chaque articulation et la vigueur
« à chaque groupe de muscles, le patient res-
« taure ici les mouvements associés, les ac-
« tions musculaires synergiques dont sa pro-
« fession exige le libre jeu ;

« 2° En supposant que les conséquences du
« traumatisme soient si mauvaises que la gêne
« de certaines articulations rende le travail à
« la scie circulaire impossible à première vue,
« le blessé peut, avec de la bonne volonté,
« s'exercer à cet appareil à faire le travail
« accoutumé en mettant progressivement en
« jeu d'autres articulations suppléantes, aidées
« de certains mouvements du tronc (1) ;

« 3° Ces appareils facilitent les expertises
« médico-légales. Soit un blessé conservant, à
« la suite d'une fracture, une perte de la mo-
« bilité du coude. Le médecin doit dans son
« certificat en fournir le détail, il doit donner
« aux experts techniques une appréciation
« précise du degré de raideur, en mesurant
« l'angle réduit d'ouverture ou de fermeture
« de l'articulation, tel qu'ils peuvent l'obser-

---

(1) Voir Appendice B.

« ver sur le membre nu. Mais l'expert le plus
« éclairé, avec toute l'expérience possible du
« travail à la scie, peut difficilement établir,
« d'après ses souvenirs ou en essayant de se
« le représenter, le rapport de l'angle d'ou-
« verture du coude avec la possibilité plus ou
« moins grande du travail. Un essai improvisé,
« consistant à faire pousser au patient quelque
« objet sur une table, n'offre pas une grande
« rigueur. Mais toutes ces difficultés sont
« aplanies quand l'épreuve est faite avec le
« modèle ci-dessus décrit, sous un double
« contrôle médical et technique (1). »

Outre ces appareils spéciaux, la même salle renferme ce qui est nécessaire à quelques travaux faciles auxquels peuvent se livrer ceux des convalescents qui atteignent la fin de leur traitement (menuiserie légère, vannerie, sculp-
« ture sur bois) ; c'est encore un moyen d'habituer les blessés à la reprise du travail, tout en leur procurant, à l'hôpital même, l'occasion de quelque gain ; c'est aussi très utile aux expertises.

Enfin le voisinage immédiat de la forêt, qui est une propriété domaniale, a permis, par un

____

(1) Voir Appendice A.

accord avec les pouvoirs publics, de procurer aux convalescents tous les avantages d'une cure d'air : on y a établi une sorte d'enclos, qui sert de lieu de promenade et de repos. L'hôpital pour blessés se double ainsi d'un véritable sanatorium, très utile aux affections nerveuses. Il est encore possible d'occuper quelques sujets à des travaux de jardinage, dans le grand potager de l'établissement.

Voici l'emploi du temps en ce qui concerne les « convalescents ». Matin, 8 heures. Visite des médecins assistants dans leurs sections respectives. 8 h. 3/4. Visite générale du médecin-chef et des assistants. 9 h. 1/2. Déjeuner. 10-12 heures. Bains locaux, massages, exercices aux agrès (bâtons, haltères, etc.). 12 heures. Dîner, repos. 2-4 heures, exercices mécaniques (Zander). 4 heures. Café. 4 h. 1/2-6 heures. Exercices divers.

Les malades sont répartis en 3 groupes, de manière que chacun a 1 h. 1/2 d'exercices aux appareils et 1 h. 1/2 d'exercices libres. Tous les groupes réunis prennent part aux exercices mécaniques de l'après-midi. On a ajouté des séances de massage de 5 h. 1/2 à 7 heures. Le directeur constate « que la prolongation « des séances a pour résultat non seulement « d'abréger la durée générale du traitement,

« mais en voie d'occuper les patients et de les
« contraindre à séjourner moins longtemps
« dans les salles ».

Le service médical est assuré par un médecin-directeur et trois assistants. Six infirmiers
sont préposés aux massages.

Les frais d'établissement de Neu-Rahnsdorf
ont atteint la somme de 385 000 marks.

L'installation que nous avons décrite n'était
primitivement faite que pour 126 lits. Ce
nombre est dépassé actuellement et des agrandissements projetés permettront de recevoir
plus de 200 malades.

Depuis son ouverture, l'hôpital de Neu-
Rahnsdorf a reçu un nombre de blessés plus
considérable chaque année : de 291 en 1894,
il s'est élevé à 663 en 1895, à 1 012 et 935 en
1897 et 1898.

La durée moyenne du traitement, établie en
divisant le nombre total de journées de malades par le nombre des malades, est d'environ
50 jours. Le prix d'une journée de malade
(entretien) oscille autour de 1 mark (1).

---

(1) On sait que la statistique est très en faveur en Allemagne : on l'applique à l'appréciation de la qualité de
l'entretien, dans les établissements hospitaliers, en établissant « la moyenne de l'augmentation de poids par malade ».

Nature des blessures : tête, 30 ; tronc, 107 ; membre supérieur, 481 ; membre inférieur, 351 ; diverses (affections chirurgicales, abcès, etc.), 49 ; le rapport médical signale 3 décès et 84 interventions. Le mouvement de cet établissement n'est pas tout à fait comparable à celui du précédent, ou à celui dont on va trouver un exemple au chapitre suivant. Cela tient à la nature de l'industrie : dans la corporation minière, il y a plus fréquemment des traumatismes graves, des écrasements, des fractures exposées, des brûlures, etc. Dans l'industrie du bois, il s'agit le plus souvent de fractures simples, de luxations, de lésions localisées. C'est ainsi que dans les chiffres cités, sur les 481 blessures rapportées au membre supérieur, il y a 314 blessures des mains et des doigts. On s'explique alors le petit nombre d'interventions : tout le traitement consiste en pansements, et surtout en soins consécutifs. C'est, s'il est permis d'employer cette expres-

---

Cette moyenne, d'après les rapports annuels, est à Neu-Rahnsdorf de 2^{kg},5. S'il y a des mécontents, qui parfois se plaignent, le témoignage de la bascule peut être invoqué pour juger du bien-fondé de leur réclamation. Les rapports constatent soigneusement les engraissements exceptionnels (6 k. à 10 k.), comme aussi les très rares pertes de poids éprouvées dans des états graves.

sion, du reboutage plus que de la chirurgie : voilà pourquoi une si grande importance a été donnée à la division des « convalescents », et une si grande part faite aux installations gymnastiques et balnéaires.

V

L'HÔPITAL « BERGMANNSHEIL », A BOCHUM. — ORGANISATION GÉNÉRALE DES SECOURS DANS UN DISTRICT MINIER.

Bochum est un des centres principaux de l'important bassin houiller de la Rühr, qui donne à cette partie de la Westphalie une activité industrielle extraordinaire : dans une contrée creusée de mines, sillonnée de voies ferrées; couverte de forges, de hauts fourneaux, d'usines, la place d'un hôpital pour accidents était toute marquée. La deuxième section de la corporation minière l'a construit dès 1888, aux portes de Bochum, en lui donnant le nom de « Bergmannsheil » (le salut, la santé du mineur). C'est donc, chronologiquement, le premier des hôpitaux corporatifs. Les dépenses de l'installation primitive, faite pour 200 malades et agrandie depuis, ont atteint 745 000 marks. La direc-

tion en est actuellement confiée au Pʳ Löbker,
aidé par six médecins-assistants.

Il n'y a, dans l'aménagement intérieur de
Bergmannsheil, aucun détail qui mérite d'être
noté pour compléter les renseignements fournis par la description des établissements

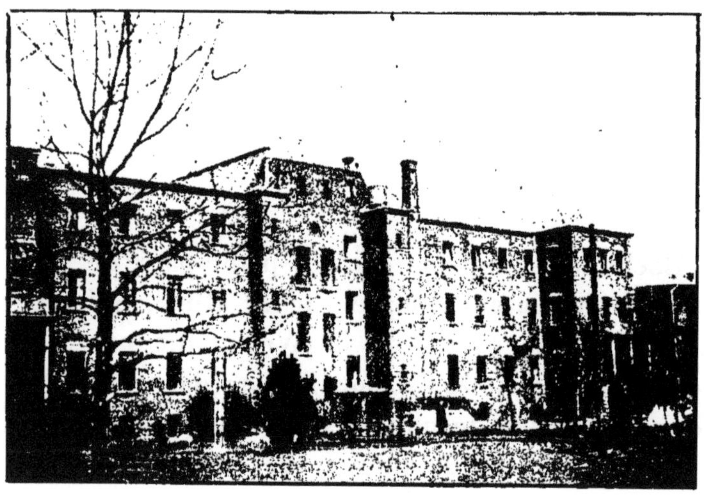

Fig. 9. — Hôpital « Bergmannsheil » à Bochum. (Façade
sur les jardins.)

précédents, plus récents, et par conséquent
plus perfectionnés. Les salles de malades et
la salle d'opérations sont réunies dans un
bâtiment vaste et bien aéré, d'une architecture
très simple, dont la figure 9 reproduit la
façade postérieure donnant sur des jardins.
Il existe un institut médico-mécanique ana-

logue à ceux de Halle et de Neu-Rahnsdorf. Les laboratoires de recherches sont particulièrement bien installés. A signaler aussi une belle bibliothèque à l'usage des médecins, riche principalement en ouvrages de « médecine des accidents », en collection de rapports, d'expertises, de documents concernant cette spécialité (1).

----

(1) Voici, d'après un rapport du Pr Löbker, quelques chiffres donnant une idée du mouvement annuel de cet hôpital. En 1898, on a traité 1 050 blessés, dont (A) 484 soignés dès l'accident (*Frischverletzte*) et (B) 566 entrepris seulement après les treize semaines du *Carenzzeit*. Les résultats sont les suivants :

Pour le groupe A : 317 guéris sans indemnité, 21 morts, 146 restant en traitement au delà des treize semaines, avec une moyenne de 32 jours de traitement par blessé ;

Pour le groupe B : sortis sans perte de capacité de travail, 28 ; avec une capacité augmentée, 364 ; avec une capacité non modifiée, 97 ; indemnités augmentées, 5 ; morts, 3 ; restant en traitement, 69 ; moyenne des jours de traitement, 45.

Nature des blessures : tête et cou, A 53, B 31 ; poitrine et rachis, A 96, B 97 ; abdomen et bassin, A 51, B 33 ; membre supérieur, A 125, B 92 ; membre inférieur, A 159, B 313.

Causes de la mort dans les 21 cas A : blessures du rachis, 2 ; brûlures, 4 ; asphyxie, 1 ; écrasements graves (poitrine et abdomen), 5 ; blessures du membre inférieur, 5 ; du crâne, 4.

Pour le groupe B : la moyenne de la rente accordée pour l'incapacité était, avant le traitement, de 90 pour 100 ; à la sortie de l'hôpital, de 52 pour 100 ; trois mois après, de 51 pour 100.

Ont été soignés, en outre, non plus comme blessés, mais

L'intérêt de Bochum réside surtout dans la manière dont l'hôpital se trouve relié aux divers établissements industriels du voisinage, pourvus eux-mêmes de postes de secours, pour que le blessé, après un premier pansement convenable, soit transporté rapidement et sûrement, et trouve, dès son arrivée, toutes les mesures prises pour son admission et son traitement, tous les préparatifs faits pour une intervention, si elle est nécessaire. C'est une véritable organisation de secours dont il est utile de connaître quelques particularités.

La mine de Herne (Compagnie Shamrock), auprès de Bochum, nous offrira le modèle d'une installation qu'il est désirable de voir reproduite dans un grand nombre d'usines.

---

comme malades atteints d'affections chirurgicales, 248 membres du corps de mines ; guéris, 197 ; améliorés, 21 ; non améliorés, 5 ; morts, 10. Moyenne des jours de traitement, 26,

Opérations : tête et cou, 261 (guéris, 257, morts, 4) ; poitrine et dos, 72 (guéris, 72) ; abdomen et bassin, 428 (guéris, 395, morts, 33) ; membre supérieur, 195 (1 mort) ; membre inférieur, 313 (4 morts).

On a envoyé à l'hôpital 321 malades, pour examen ou mise en observation (séjour à l'hôpital, pour ces derniers, de 3 jours en moyenne).

Nombre des rapports médicaux : 1 439 (275 rapports préliminaires, 682 « revisions », 482 autres rapports).

Bien souvent, quand un accident survient, toute la bonne volonté que l'on rassemble au service du blessé ne compense pas l'insuffisance des moyens dont on dispose. Tout le monde est d'accord sur l'importance des premiers soins : encore faut-il les assurer. Or, le matériel de pansement, les boîtes de secours, laissent parfois à désirer ; parfois aussi, il ne se trouve, dans l'entourage de la victime, que des personnes très peu au fait des mesures à prendre en attendant l'arrivée d'un homme de l'art. Combien de fois enfin, on ne dispose d'aucun local où un pansement puisse être fait commodément et proprement. On porte l'ouvrier blessé là où on peut faire à la hâte un peu de place, dans quelque coin moins encombré de l'usine, dans un bureau ; on le dépose à terre, ou sur une table incommode : il est en contact avec un sol ou des objets souillés ; sa plaie court tous les risques de s'infecter. Quand le médecin arrive, rien n'est à portée : une cuvette est sur une chaise, une autre par terre, la gaze du pansement traîne sur une table malpropre : le médecin et ses aides ne sont pas libres dans leurs mouvements, ils sont contraints à des attitudes gênantes ; le blessé ne saurait bénéficier de toutes ces mauvaises conditions.

Toutes ces lacunes sont comblées à Herne.

Dans les galeries mêmes de la mine, à des places déterminées, sont disposés les premiers éléments de secours rassemblant ce qu'il faut non pour un pansement, lequel ne peut et ne doit pas être fait là, mais pour l'appareil le plus urgent assurant une bonne immobilisation du blessé, et pour son transport hors de la mine. Dans un coffre, se trouve tout d'abord une boîte cylindrique en fer battu, d'un diamètre de 13 centimètres et d'une longueur de 45 centimètres : elle renferme les objets suivants :

```
2 attelles en bois de 20cm  de longueur ) sur 5cm ( Bras.
2        —              40        —      )   de   } Avant-bras.
2        —              45        —      ) largeur. ( Jambe.
4 bandes de gaze de 5 mètres de longueur sur 10 cent. de largeur.
4        —           5          —                5        —
100 grammes de ouate à pansement.
```

Une bonne fermeture, avec interposition d'une lame de feutre, met ces objets à l'abri de l'air et de la poussière. Cette boîte est accompagnée d'une épaisse couverture de laine et d'une natte carrée pouvant être utilisée comme attelle. Un brancard complète ce véritable petit poste de secours souterrain : il est construit de manière à permettre le transport des blessés dans toutes les positions : il peut glisser sur les rails de la galerie, être porté à bras ou hissé verticalement : le patient est solidement maintenu par des courroies et par une forte toile l'enfermant comme dans un sac où il ne peut bouger (1).

Parvenu au jour, il est transporté dans un pavillon spécial élevé à proximité du puits. Le plan 6 en montre la disposition. A droite du couloir d'entrée, qui le divise en deux parties, est la salle de pansement proprement dite : le sol est en ciment, les murailles sont recouvertes sur une hauteur de deux mètres de carreaux de faïence ; au-dessus, elles sont peintes en détrempe. Une baignoire en fonte émaillée permet de faire le nettoyage complet du blessé ; on le place ensuite, pour le pansement, sur une table autour de laquelle on peut librement circuler ; elle est recouverte d'un matelas avec une toile imperméable facile à laver, et bien éclairée au moyen d'une lampe électrique. Une vitrine contient tous les articles de pansement, les instruments, et dans un coin est un lavabo destiné au chirurgien et à ses aides. Avec une semblable installation, on pourrait, au besoin, se livrer

---

(1) Ce poste revient, dans son ensemble, à 49 marks ; brancard, 26 m. ; coffre, 10 m. ; couverture, 7 m. 50 ; natte, 0,50 ; boîte, 5 m. (contenant 2 m., contenu 3 m.).

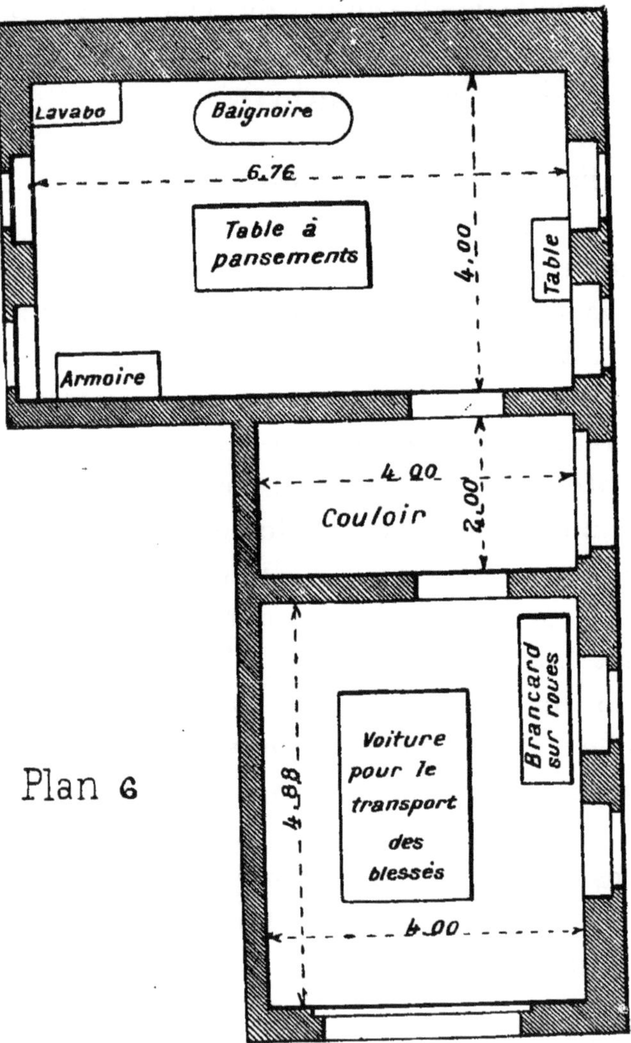

PLAN 6. — MINE DE HERNE (Bochum). (Pavillon de Secours aux blessés.)

à une intervention de quelque importance. En face de cette salle, de l'autre côté du couloir, une voiture spéciale est toute prête pour le transport du patient : il peut y être déposé directement, une fois pansé, sans perte de temps et de la manière la plus sûre et la plus méthodique. Cet aménagement a été fait d'après les indications du Pr Löbker, de Bochum.

Nous avons pu voir également à la mine de Eickel, dans le même district, un pavillon analogue, encore mieux compris : la salle de bain est indépendante, et pourvue de plusieurs baignoires, pour les cas de brûlures (coups de grisou); une salle est réservée au dépôt des cadavres ; dans une autre sont rangés, et prêts à servir, divers appareils de sauvetage parmi lequels, en grand nombre, des sacs de caoutchouc, pour la respiration d'oxygène ; on les remplit au moment du besoin à l'aide d'une réserve contenue dans des récipients métalliques.

Ce qui complète, en lui donnant toute son efficacité, cette excellente installation, c'est l'existence d'une équipe d'ouvriers possédant les notions nécessaires pour secourir utilement les blessés ; ils forment une colonne de secours, instruite par des exercices pratiques et bien entraînée. A Herne, cette colonne, fondée en 1893, est composée de 30 à 40 membres volontaires, nombre toujours dépassé par celui des ouvriers qui sollicitent d'en faire partie. Ils sont dirigés et exercés, avec le contrôle de l'autorité médicale, par un ancien sergent infirmier, sorti de l'armée, très expérimenté, qui s'acquitte de cette tâche avec beaucoup de zèle. « L'administration, « dit le journal *Gluckauf,* auquel nous em- « pruntons ces renseignements (1er janvier « 1899), n'a pris part qu'à la fondation de la « colonne et s'abstient à dessein d'empiéter « sur ses fonctions par des avis ou pres- « criptions quelconques, pour lui laisser « toute sa libre initiative : ceci témoigne de « la vitalité et de la prospérité d'une telle « institution (1) ».

----

(1) Il y a en Allemagne toute une littérature de vulgarisation pour les secours en cas d'accidents. Quelques-uns de ces ouvrages sont un peu trop savants. Il ne s'agit pas d'enseigner l'anatomie et la pathologie, comme ils le font, mais d'apprendre aux gens avant tout à éviter les manœuvres ou les interventions maladroites, capables d'augmenter le mal : il faut aussi les mettre à même de parer aux complications les plus graves, celles qui menacent la vie du blessé. Parmi ceux qui répondent le mieux au but, il en est que les corporations éditent elles-mêmes et répandent en grand nombre parmi les ouvriers.

Ce sont les membres de cette colonne qui, dans la mine, appliquent le premier appareil, remontent le blessé avec toutes les précautions voulues, et aident au pansement consécutif. « L'entretien d'une semblable colonne (1) « de secours dans une mine, conclut « le même article, n'est pas aussi inutile « qu'on pourrait le penser : pendant les trois « années 1896, 1897 et 1898, les membres « de celle de Herne sont descendus 200 fois « dans la mine pour secourir et transporter « des blessés. Dans bien des cas, il est vrai, « il ne s'agit que de blessures légères (plaies « des doigts, écorchures, hémorragies peu « importantes, etc.); mais, même dans ces « blessures insignifiantes, une intervention « rapide et efficace n'est pas moins utile au « travail et au travailleur, en rendant le plus « souvent tout chômage superflu. La part

---

(1) On alloue, en effet, une indemnité de 50 pfennigs à chacun des membres, à chaque exercice d'instruction, dont la durée est de une à deux heures au plus ; en principe, le total de ces indemnités ne doit pas dépasser 180 marks par an. — Les exercices consistent en maniement du brancard, applications d'attelles, etc. ; la colonne est aussi entraînée à se mouvoir dans une atmosphère irrespirable, à l'aide d'appareils à oxygène ; on se sert pour cela d'un local dans lequel on fait brûler des substances dégageant une épaisse fumée.

« prise par la colonne au traitement de toutes
« les personnes blessées dans la mine s'ac-
« croît d'année en année. »

L'hôpital « Bergmannsheil » est en rela-
tion téléphonique avec ces différentes ambulances d'usine : dans un accident de quelque
importance, un médecin assistant peut être
rapidement transporté au lieu voulu. Le personnel hospitalier, avisé de l'arrivée d'un
blessé, prend toutes les dispositions que le
cas nécessite.

Il y a dans une semblable organisation tous
les éléments requis par un traitement complet
et aussi parfait que possible : le blessé pris à
la minute même de l'accident, pansé, transporté dans les meilleures conditions, passe
pour ainsi dire sans transition de l'usine à
l'hôpital, un hôpital créé pour lui, où il béné-
ficiera d'une thérapeutique spéciale et particulièrement attentive.

APPENDICE A

BASES DE L'APPRÉCIATION DU DEGRÉ D'INCAPACITÉ DE TRAVAIL CONSÉCUTIF A LA BLESSURE

L'appréciation du degré d'incapacité de travail à la suite d'un accident est une des parties les plus délicates de la tâche imposée aux médecins par la législation des accidents du travail. Il est déjà malaisé de conclure, quand il s'agit de dire, en établissant le certificat joint à la première déclaration, si l'incapacité doit être permanente ou simplement temporaire. A une date aussi rapprochée de l'accident on ne saurait demander de se prononcer en toute connaissance de cause. Mais les plus grandes difficultés surgissent quand il faut caractériser le résultat définitif.

D'une part, la loi française ne définit pas l'incapacité absolue et permanente, d'autre part, elle n'établit aucune classification pour l'incapacité partielle.

Il est très nécessaire que le médecin possède à cet égard quelques notions précises dont il puisse s'inspirer pour donner à ses rapports toute la rigueur désirable. Si ce n'est pas à lui de décider et de proportionner l'indemnité au dommage, il contribue cependant à éclairer l'appréciation des tribunaux en catégorisant le dommage.

Quand il dit : « incapacité absolue et permanente », le médecin ne doit pas confondre l'incapacité absolue et permanente *de tout travail* avec l'incapacité absolue et permanente *du travail de la profession* : la distinction est très importante puisque dans le premier cas en France, la pension est des 2/3 du salaire annuel et dans le second de moitié de la diminution du salaire consécutive à l'accident (voir p. 2, note 1).

C'est ce que les Allemands spécifient en deux mots dont leur langue a permis la formation et qui s'opposent d'une manière très explicite : « *Arbeitsfähigkeit* », capacité de travail, « *Erwerbsfähigkeit* », capacité de gain.

Si l'on considère cette dernière, sa perte absolue et permanente apparaît en réalité comme assez rare : elle n'est admissible qu'autant que la victime est devenue une espèce d'épave humaine, dans l'impossibilité d'apporter aux siens aucun subside si léger soit-il, constituant au contraire une charge pour sa famille (v. discussion de la loi française, 15 mars 1898).

Si l'on considère uniquement la capacité *du travail de la profession*, rien de plus variable que le rapport de la lésion à l'incapacité qu'elle entraîne. Un charretier, par exemple, est bien peu gêné dans son travail professionnel par la perte d'un doigt, même du pouce de la main gauche, qui entraînerait pour un horloger, un typographe, un mécanicien de précision, une incapacité absolue. Cette considération a fait accorder en Allemagne une plus grande importance aux blessures des doigts chez les femmes, car la souplesse, l'agilité de la main est la condition des travaux qui assurent leur subsistance à un grand nombre d'entre elles.

Un accident peut atteindre directement la « capacité de gain » sans nuire cependant à la « capacité de travail ». Un visage couvert de cicatrices n'empêche pas un homme de travailler, mais peut lui fermer l'accès de certains emplois.

Bien que les conditions actuelles de la loi française n'établissent pas dans les expertises des formes analogues à celles que doivent suivre les médecins allemands, il est intéressant de voir ces derniers à l'œuvre et de s'inspirer, sur les points où l'application est possible, des résultats de leur expérience. On leur demande de fixer le *degré* de l'incapacité (1).

---

(1) Le système d'indemnités diffère en Allemagne et en France. En Allemagne, on accorde des « pleines rentes » ou des « rentes partielles ». La « pleine rente » équivaut aux 2/3 du salaire de la victime, au moment de l'accident : elle est accordée aux cas de « pleine incapacité ». Les « rentes partielles » sont des fractions de la « pleine rente » (celle-ci étant égale à 100 pour 100), proportionnées au *degré* d'incapacité, exprimé de telle sorte que le même pourcentage répond à la fois à l'incapacité et à la rente. Ainsi 75 pour 100 d'incapacité correspond à une rente partielle de 75 pour 100 (de la pleine rente).

Or, ce qui est proprement de la compétence du médecin, c'est d'indiquer les altérations anatomiques constatables, de dire comment se comportent les fonctions des divers organes, de combien la force d'un membre est diminuée, quel est l'état du système nerveux, des fonctions intellectuelles. Il manque des connaissances techniques nécessaires pour dire jusqu'à quel point l'aptitude à tel travail déterminé se trouve réduite. Il peut bien attester qu'un blessé ne lève plus le bras au-dessus de l'horizontale : il ne saurait exprimer la gêne qu'en éprouveraient un forgeron ou un menuisier. D'autre part le technicien se représente difficilement, sur les renseignements médicaux, l'aptitude professionnelle du blessé. Nous avons vu comment on a

---

L'office impérial des assurances a établi comme base un tableau qui s'applique à 12 catégories d'accidents, avec les coefficients suivants : 1º perte de la vue ou des deux jambes, 100 pour 100 ; 2º perte d'une jambe, 75 pour 100 ; 3º perte d'un bras, 68 pour 100 ; 4º perte de l'usage d'une main, 60 pour 100 ; 5º bris ou déformation d'une jambe, 50 pour 100 ; 6º bris ou ankylose des bras, 33 pour 100 ; 7º perte d'un œil, 33 pour 100 ; 8º perte des trois derniers doigts de la main droite, 30 pour 100 ; 9º perte du pouce de la main droite, 25 pour 100 ; 10º perte du quatrième et du cinquième doigt d'une main, 23 pour 100 ; 11º perte de l'index de la main droite, 15 pour 100 ; 12º perte d'un doigt, rigidité d'un bras, 12 pour 100.

Il est bien entendu qu'on a pris des dispositions spéciales pour éviter que l'addition des o/o entraînés par des accidents consécutifs ne dépasse pas 100 pour 100.

D'une manière générale, l'Office impérial prend en considération la « capacité de gain » ; les compagnies privées d'assurances au contraire la « capacité de travail ».

essayé de résoudre la difficulté à l'hôpital de Neu-Rahnsdorf.

Le souci de l'exactitude peut susciter des procédés de mensuration qui, pour être très rigoureux, n'en sont pas moins illusoires; cette tendance, souvent excessive en Allemagne, a provoqué l'emploi d'appareils plus ou moins compliqués pour mesurer les dimensions des membres, les angles des mouvements, etc. On voit des rapports remplis de chiffres, de degrés d'angles, dont la précision ne caractérise parfois aucunement le fait en cause.

La vérité, c'est qu'il ne faut pas s'attacher d'une manière trop étroite à la notation de l'aspect visible des parties, des détails anatomiques; l'examen fonctionnel est beaucoup plus important (1). Des altérations en apparence considérables ne diminuent parfois que très légèrement la capacité de travail, alors qu'un trouble marqué de la fonction, conséquence d'un minimum de lésion anatomique, entraînera réellement une incapacité sérieuse. Les tribunaux arbitraux allemands s'étonnent souvent, paraît-il, des appréciations médicales sévères faites au sujet de réclamants dont l'aspect ne laisse présumer rien de trop fâcheux. C'est un écueil dont

---

(1) Un exemple remarquable est fourni par Loewe, qui cite (*Wissenschaftliche Mittheilungen*... etc., Breslau) trois cas de perte presque complète du deltoïde avec conservation du mouvement du bras : on n'en aurait point présumé la possibilité, à la seule inspection de l'état anatomique du muscle.

les tribunaux français peuvent aussi donner des exemples aux médecins. Un raccourcissement de la jambe, qui donne au blessé l'aspect d'un estropié, n'atteint que très peu son aptitude au travail, et une lésion peu apparente, comme un cal douloureux, une cicatrice vicieuse, trouble beaucoup le libre usage de son membre.

Il faut aussi se demander, dans cette évaluation de l'aptitude fonctionnelle, si elle va rester ce qu'elle est au moment de l'examen ou si elle n'est pas de nature au contraire à être modifiée par les influences diverses qui peuvent agir dans la suite et en particulier par la reprise du travail elle-même. C'est un cas qui s'observe fréquemment lorsque le système nerveux est en cause ; la résistance à la fatigue est diminuée, les sujets tombent malades pour des efforts qu'un homme sain supporte aisément ; il y a donc lieu de considérer, en tenant compte de l'avenir, l'aptitude fonctionnelle comme inférieure à ce qu'elle paraît dans le présent.

Ceci touche à la question des névroses traumatiques, qui est la grosse difficulté des expertises : elle préoccupe beaucoup l'opinion médicale en Allemagne. L'accord n'est pas fait sur les conclusions de leur étude purement scientifique (1) et, pratique-

---

(1) On sait que les opinions se rattachent à deux doctrines principales, dont l'une, défendue par Oppenheim, veut faire de la « névrose traumatique » un type nosologique spécial ; l'autre, qui reproduit celle de l'École française, et

ment, il existe de fréquents exemples de discussions et de désaccords entre experts ayant à se prononcer à leur sujet. C'est dans les limites de la névrose traumatique que se restreint habituellement la simulation en matière d'accidents du travail : un blessé imite difficilement une contracture, une paralysie, une ankylose ; la fraude est facile à déjouer. Le simulateur se donne plus aisément l'aspect d'un neurasthénique, d'un hystérique ; en présence d'un état général mal défini, où rien d'objectif ne s'affirme d'une manière bien nette, le médecin peut hésiter à se prononcer. A cet égard, les hôpitaux corporatifs rendent de grands services : les malades y sont suivis de très près, l'observation est rigoureuse et permet d'éclairer les cas suspects. Ces établissements sont pourvus en outre de tout ce qui peut être utile dans les cas de névrose traumatique (balnéation, hydrothérapie, gymnastique, massage, repos, grand air), qui y sont souvent très améliorés. Il y a toujours un assez fort contingent de ces cas dans la population de ces hôpitaux : ils s'adaptent parfaitement à ce but, offrant à côté de services chirurgicaux modèles d'excellents sanatoriums pour névropathes.

---

dont Strümpell est le champion, considère le traumatisme comme une cause agissant seulement pour provoquer, par le réveil d'une prédisposition névropathique, le développement d'un complexus symptomatique où les traits de l'hystérie tiennent le plus souvent la plus large place.

Tels sont, dans leurs traits les plus généraux, les divers aspects du témoignage que le médecin est appelé à fournir. C'est en effet dans les limites du strict témoignage demandé à sa compétence scientifique qu'il doit savoir se maintenir sans s'arroger un caractère arbitral en vertu duquel il se laisse volontiers apparaître comme un facteur de justice sociale. Si la complaisance, même autorisée par les impulsions du sentiment, doit être proscrite de ses appréciations, c'est surtout, semble-t-il, sur un terrain aussi épineux, où des intérêts également fondés sont en jeu et où la législation n'est pas encore assez précise pour résoudre tous les litiges.

APPENDICE B

LA PART DU BLESSÉ DANS LE RAPPORT DE LA BLESSURE A L'INCAPACITÉ

Un des inconvénients les mieux établis de l'assurance contre les accidents est d'encourager la tendance de certains blessés à la nonchalance et à l'exagération. On a constaté en Allemagne le très petit nombre de ceux qui reprennent leur travail avant l'expiration du délai de carence (c'est-à-dire des treize semaines nécessaires pour avoir le droit de formuler une demande de rente), pour peu que le traumatisme soit suffisant (une fracture par exemple). Aussi peu nombreux sont ceux qui s'abstiennent de faire valoir leur droit à la rente. Par contre, on a vu se multiplier ceux qui pour des blessures insignifiantes prolongent pendant des mois leur incapacité de travail.

Rien n'est cependant plus réel que l'influence de la volonté du sujet sur les suites du traumatisme. Avant la législation sur les accidents, quand le traitement médico-mécanique ne conduisait pas les blessés, pour ainsi dire malgré eux, à la restauration de leurs aptitudes fonctionnelles, il arrivait qu'on les mettait à la porte de l'hôpital avec la mention « guéris », alors que leurs articulations étaient encore raides, leurs membres alourdis et maladroits. Ils reprenaient cependant le travail, en tâchant de le proportionner à leurs forces et trouvaient dans cet exercice forcé l'amélioration de leur état, si la nature de leur lésion s'y prêtait. Au cas où elle n'était susceptible d'aucune modification, il n'était pas rare de rencontrer des exemples de courage et de patience, fournis par des estropiés s'ingéniant à faire valoir ce qui leur restait de ce capital qu'est pour le travailleur son aptitude physique intégrale.

Le Dr Bogatsch, un des spécialistes les plus autorisés en matière d'accidents du travail, à qui la conduite de l'institut médico-mécanique de Breslau a fourni une documentation considérable, a rassemblé quelques exemples remarquables de cette accoutumance, dont il nous semble intéressant de tirer les cas suivants (1).

I. — F..., 60 ans. Quarante ans auparavant, une blessure (par section) a laissé à la main droite les altérations suivantes :

Sur le côté externe de l'avant-bras, on voit une

____

(1) Bogatsch. *Ueber die Ausgleichung schwerer Unfallsfolgen durch die Gervöhnung.* (Sur la compensation par l'habitude des suites graves des accidents), in *Communications scientifiques* de l'Institut de Breslau, 1896, p. 8.

cicatrice adhérente au radius. Toute la phalange unguéale du pouce manque. Le moignon restant à l'articulation de sa racine difficilement mobile. De l'index, il ne reste qu'un bout de 2 centimètres, qui ne peut pas être complètement étendu. Le médius est réduit à la première phalange et à la moitié de la seconde ; l'articulation de ces deux phalanges est soudée suivant un angle de 130 degrés. L'annulaire a perdu sa phalange unguéale et l'extension de la phalange moyenne est impossible. Le petit doigt seul est resté intact.

Malgré ces blessures, F... gagne le salaire d'un ouvrier ordinaire de fabrique. Il a appris par exemple à boutonner ses vêtements avec les deux moignons du pouce et de l'index.

Bien qu'il ait subi un nouvel accident grave (luxation de la tête du radius et fracture de l'apophyse coronoïde du cubitus) il déclare à sa sortie de l'institut (où il avait été soigné pour ce dernier traumatisme) qu'il n'aura pas besoin de rente, parce qu'il espère bien reprendre son travail antérieur.

II. — A..., 38 ans, forgeron. Il y a 20 ans, on lui a réséqué le genou gauche. Il en est résulté un raccourcissement du membre de 8 centimètres, une ankylose complète, et une atrophie prononcée de la musculature de la cuisse. Cependant il a toujours travaillé comme forgeron en chaudières, avec un salaire annuel de 1 046 marks.

III. — H..., 41 ans, garçon meunier, a perdu par écrasement le petit doigt, l'annulaire droit, et la partie correspondante du métacarpe. Il travaille et gagne le plein salaire des ouvriers de sa profession.

IV. — B..., 57 ans, carrier, a reçu dans sa jeunesse un coup de hache sur la main gauche. Il a perdu l'annulaire et le médius : les tendons fléchisseurs de l'index et du petit doigt ont été coupés ; l'index ne peut se mouvoir que dans l'articulation métacarpophalangienne ; ce qui n'a pas empêché B... de travailler à sa carrière, dans les mêmes conditions qu'un ouvrier normal.

V. — A. K..., 53 ans. On observe au coude gauche les lésions suivantes, causées par un accident survenu pendant l'enfance : le condyle externe de l'humérus a été fracturé, et cette fracture ne s'est jamais consolidée : une radiographie montre le condyle accolé à la tête du radius par la capsule et les ligaments articulaires. Dans la flexion du bras ce fragment se déplace, et on le sent au-dessous de l'humérus. Le cubitus ne s'articule pas comme à l'état normal avec la trochlée ; il est luxé ; à l'examen radiographique, on voit qu'au-dessus du condyle interne, il s'est creusé d'une gouttière recevant la face postérieure et la face interne de l'extrémité inférieure de l'humérus. Malgré un désordre aussi considérable, qui a complètement déformé le coude, K... affirme n'avoir pas eu jusqu'à présent de diminution de sa capacité de travail. Il a été antérieurement travaillé pendant 12 ans, dans une tuilerie, brouettant des briques du matin au soir, et il fut, dit-il, très chagrin qu'on ne l'ait pas pris pour le service militaire, en dépit de ses instances.

VI. — S..., femme, 28 ans. Un accident de machine lui a blessé le dos des doigts de la main droite, de telle sorte que les doigts sont raides et que leurs extrémités, dans la fermeture du poing, restent écartées de 4 centimètres du creux de la main. Sur leur face postérieure, les doigts sont recouverts par une peau cicatricielle mince, adhérente aux os. La blessée affirme cependant ne s'être jamais sentie très gênée : elle est en état d'accomplir aisément tous les travaux domestiques, même, — ce qui étonne en considérant sa lésion, — de tordre le linge en faisant sa lessive.

Le même auteur rapporte ailleurs l'histoire vraiment frappante d'un homme de 57 ans, meunier, sur lequel des accidents répétés avaient multiplié des lésions également sérieuses : fracture du crâne, laissant une dépression apparente à l'occiput ; fracture du cubitus droit mal guérie (rigidité partielle des doigts) ; paralysie complète des muscles élévateurs du bras gauche ; et en dernier lieu une fracture de la cuisse droite, sans parler d'une affection ostéo-articulaire ayant entraîné une déformation considérable du genou droit, avec un raccourcissement de la jambe de 8 centimètres. Cet homme .

gagnait sa vie en travaillant dans la meunerie d'une façon très régulière.

On voit qu'une blessure est susceptible d'avoir des effets très différents sur la capacité de travail, suivant que le blessé a droit ou non à une indemnité. Il est certain qu'avec de la bonne volonté, quand c'est possible, l'homme même sérieurement endommagé peut, par une éducation progressive, se mettre en état de travailler comme un homme sain.

Si nous avons cité ces quelques exemples, en insistant sur ce point particulier, ce n'est pas pour en tirer des conclusions générales à l'adresse du législateur. Mais au point de vue purement médical cette notion nous paraît des plus utiles. Elle va nous permettre de juger les moyens thérapeutiques appliqués aux accidents du travail : en examinant s'ils tiennent compte de cette intervention si efficace du blessé dans sa propre amélioration, s'ils l'utilisent, la développent, ou s'ils ne l'annihilent pas au contraire, faisant appel à des procédés parfois en disproportion avec le but à atteindre.

ROQUES. 7

APPENDICE C

Ce que l'on demande au chirurgien, quand il a réalisé le traitement d'une fracture, c'est-à-dire qu'il l'a réduite et qu'il en a assuré la bonne consolidation, c'est de procurer la guérison complète, en faisant disparaître les *suites*, les désordres secondaires, inséparables de la fracture. Les indications de cette cure fonctionnelle, complément de la réparation anatomique, sont des plus simples : il s'agit de rétablir la circulation dans des tissus engorgés, œdématiés, de réhabituer à l'effort des muscles engourdis et atrophiés par l'inaction, d'assouplir des articulations raidies. Ce résultat peut être atteint par des moyens faciles : quelques massages, des bains locaux, la mobilisation méthodique du membre atteint.

Pratiquer cette mobilisation en se conformant aux données de l'anatomie et de la physiologie générale des actions musculaires, varier les mouvements, soit en faisant agir le malade et opposant à ses efforts une résistance graduée, soit en laissant le membre passif et réglant l'amplitude de ses déplacements, voilà tout le secret de la gymnastique médicale. La seule condition de son efficacité, c'est d'en faire un usage régulier et suffisámment prolongé.

Or, nous avons vu que dans les services de chirurgie générale, on néglige presque forcément d'y recourir : le personnel médical ne peut pas se distraire d'interventions plus urgentes, et on ne dispose pas d'aides suffisamment exercés, spécialisés comme il le faudrait, pour se consacrer utilement à cette tâche. Des séances irrégulières d'un massage plus ou moins habile, accompagnées d'une électrisation fantaisiste, tels qu'on les voit souvent pratiquer, ne peuvent guère servir qu'à encourager le patient.

Cet état de choses, auquel on se préoccupe maintenant de remédier, existait aussi en Allemagne au moment où la loi sur les accidents fit ressortir toute l'importance de ce traitement consécutif. Il ne s'agissait que de trouver la formule idéale. Les Allemands l'ont demandée à la mécanothérapie.

On sait que ce terme ne désigne pas autre chose qu'une variété de gymnastique médicale substituant au bras du médecin, dans son action sur le membre malade, un dispositif mécanique. Il est facile de calquer sur les divers mouvements dont notre corps est susceptible toute une série de machines capables de mettre en jeu une articulation ou un groupe musculaire déterminé. Le principe de ces appareils est des plus simples : ils se ramènent tous au déplacement d'un bras de levier, dont un contrepoids mobile gradue la résistance, le malade agissant suivant les cas sur une poignée, une pédale, un siège articulé, etc. En réalité, l'exécution en est souvent très compliquée. Les uns sont mus par le malade lui-même, auquel ils procurent ainsi des mouvements *actifs* ; les autres, destinés aux mouvements *passifs*, doivent être reliés à un moteur.

Cette invention, qui date de plus de vingt ans, et que l'on doit au Suédois Zander, s'était déjà répandue en Allemagne. On n'a donc fait à l'origine que la vulgariser, par la création de ces nombreux » instituts médico-mécaniques » dont il a été question. Bientôt l'émulation des spécialistes a donné naissance à des systèmes rivaux, qui se sont multipliés au point de rendre aujourd'hui l'étude technique de la mécanothérapie sinon difficile, du moins passablement étendue.

Les uns ont cherché à simplifier, pour les rendre moins dispendieux, les appareils de Zander, qui restent le type du genre et peuvent répondre à tous les besoins ; les autres se sont inspirés de principes mécaniques différents. C'est ainsi que le Dr Hermann Krukenberg (de Halle) emploie des appareils à pendule (Pendelapparat) qui sont à la fois actifs et passifs : l'axe de rotation, disposé de manière à coïncider avec l'axe du mouvement articulaire à effectuer, est solidaire d'une tige portant un poids mobile et plus ou moins lourd ; dans l'effort fait pour mettre le système en mouvement, le malade est actif ; s'il interrompt son action, l'oscillation entretenue par l'inertie du pendule lui fait accomplir des mouvements passifs. Ces appareils peuvent être transformés en appareils à résistance (Widerstandapparat), en adaptant sur le même axe une poulie d'un diamètre assez grand sur la gorge de laquelle est fixée une cordelette supportant un poids variable ; en faisant mouvoir l'axe, le malade doit lutter contre la résistance produite par ce poids : selon le sens suivant lequel la corde s'enroule sur la poulie, c'est à la flexion ou à l'extension que s'oppose cette résistance.

Herz (de Vienne) applique dans des appareils compliqués les propriétés des poulies excentriques, Georg Müller (de Berlin) celles des ressorts. Rothenberg et Nebel construisent des instruments pour les mouvements de la main et des doigts : le premier introduit la main dans une sorte de gant souple cousu sur une courroie dont l'enroulement détermine la flexion des doigts et le déroulement de leur extension ; le second se sert de doigtiers métalliques articulés reliés à un pendule dont les oscillations sont réglées par un système de leviers. Knoke et Dressler (de Dresde) font des machines combinées, qui peuvent occuper jusqu'à quatre et cinq patients à la fois ; les parties servant aux mouvements actifs des uns sont arrangées de manière à mettre en jeu les pièces qui provoquent les mouvements passifs des autres. Il faut encore citer les appareils de Gaertner, de Rössel et Schwartze (de Wiesbaden), d'Eschbaum (de Bonn), ceux bien connus de Nycander, etc., que l'on rencontre aussi dans quelques établissements.

Une mention spéciale doit être faite du système du Dr Hönig (de Berlin), qui a voulu adapter la mécanothérapie aux seules exigences de la clientèle ouvrière : ses appareils ne s'inspirent pas tant de lois de la mécanique animale que de considérations purement techniques et reproduisent les actions des divers instruments de travail (scie, rabot, lime, treuil, trépan, marteau. etc.). Il y a là, semble-t-il, une exagération et l'on a judicieusement observé que le travail professionnel, si diverses qu'en soient les attitudes, ne représente qu'une association, une combinaison de mouvements, n'ayant rien de particulier et se ramenant aisément aux mêmes flexion, extension, circumduction articulaires, aux mêmes contractions musculaires ; l'essentiel est donc de restituer les unes et les autres : les jointures et les muscles, une fois rétablis dans leurs fonctions, sont propres à tous les travaux et leur adaptation à telle ou telle manœuvre n'est plus qu'une question de mise en train, toute résolue par la reprise même du travail.

On n'apprend pas seulement, dans une visite à travers les instituts médico-mécaniques, à comparer les divers engins que l'on y voit fonctionner, on peut y rassembler aussi les éléments d'une appréciation générale de la méthode. Dans le cas particulier des accidents du travail, où elle est si hautement préconisée en Allemagne, il convient de déterminer les limites de son utilité, de chercher à établir les règles de son application. On peut se demander tout d'abord si elle répond à un besoin réel, si elle comble une lacune dans la thérapeutique en remplissant une indication nouvelle et sans elle inefficace.

En réalité, si, avant ces dernières années, on ne poussait pas jusqu'au bout avec un aussi grand soin la cure des lésions traumatiques, ce n'est pas faute d'avoir eu recours à la mécanothérapie, c'est tout simplement, comme on l'a vu, que l'on négligeait de s'adresser aux moyens les plus simples, qu'il eût suffi d'organiser. Au moment où la loi est venue réveiller cette inertie, la mécanothérapie commençait à être à l'ordre du jour en Allemagne ; tout un champ d'application lui a été ouvert et son développement, à l'origine, a été l'effet des circonstances plus que celui d'une supériorité incontestée.

Si les résultats en sont favorables, cela ne tient pas au mérite de la méthode elle-même, mais à cela seul qu'en l'employant, on fait quelque chose là où on ne faisait rien auparavant. On oublie qu'elle n'est qu'une forme de la gymnastique médicale et que des formes plus simples peuvent avoir le même effet. On a, en la créant, » mécanisé » les différentes manœuvres du chirurgien et du masseur ; il semble qu'il y ait intérêt à retourner la formule et à faire de la » mécanothérapie manuelle » (1). Le système

(1) Il faut avouer que quelques appareils permettent

mécanique a servi à préciser, détailler et discipliner une méthode générale à laquelle il a d'ailleurs tout emprunté.

L'application aux accidents du travail légitime cette observation, qui vise en somme les moyens plus que les résultats.

On veut rendre au blessé sa capacité de travail, ou diminuer tout au moins son incapacité. Or, nous avons montré que cette incapacité n'est pas forcément en rapport avec la blessure. Outre l'élément anatomique et fonctionnel local, il faut tenir compte de cet élément fonctionnel général, essentiellement variable, de cette tonalité du sujet, si l'on peut employer cette expression, qui lui rend le travail possible avec des muscles encore affaiblis, ou un squelette déformé. Quand on a augmenté de quelques degrés l'angle d'ouverture d'une articulation, on n'a rien changé à la capacité de travail.

Si l'on n'agit que sur la jointure ou le muscle, on n'arrive pas au but ; il faut traiter non pas un membre fracturé, mais un ouvrier blessé. C'est sa collaboration active qu'il s'agit de solliciter : on n'y travaille guère en le confiant à une machine ; on supprime

---

certains mouvements qu'il serait difficile de réaliser manuellement, comme l'extension du bassin sur la colonne lombaire, l'expansion thoracique, etc. Mais ils sont généralement appliqués dans des cas purement médicaux : on peut s'en passer dans le traitement des lésions traumatiques et arriver, en cas de besoin, aux mêmes effets, à l'aide de quelques exercices faciles à combiner.

cette action suggestive, efficace, du médecin ou du masseur intelligent, sans augmenter toujours la précision des manœuvres.

Il ne faudrait pas croire en effet que l'appareil le mieux combiné l'assure invariablement ; pour peu que le membre ne soit pas convenablement assujetti, le mouvement n'est pas rigoureusement localisé à l'articulation ou au groupe musculaire que l'on se propose d'exercer. Un des avantages du système étant de permettre le traitement simultané d'un grand nombre de malades, il arrive aussi que la surveillance ne porte pas également sur tous, et que les négligents retirent d'une séance un bien faible bénéfice. Si la méthode, pour être utile, nécessite la présence du médecin, pourquoi ne pas supprimer la machine, qui est censée remplacer le médecin, et laisser à celui-ci toute sa tâche ?

Voici comment les choses se passent le plus souvent dans une salle mécanothérapique. Les malades y viennent par groupes proportionnés au nombre des appareils ; beaucoup d'entre eux doivent, à chaque séance, accomplir successivement plusieurs exercices. Un homme dont le bras est affaibli ou raidi dans sa totalité, par exemple, se présentera d'abord devant l'appareil pour l'élévation ou l'abaissement du bras devant celui qui procure la circumduction de l'épaule ; il ira ensuite à ceux qui étendent ou fléchis sent l'avant-bras, puis à ceux qui font mouvoir le poignet dans les différents sens, et enfin aux appareils réservés aux doigts pour terminer par les « vibrateurs », les « pétrisseurs » ou le « rouleau frotteur ». Souvent on voit les malades, dans tous ces déplacements, ne passer qu'un temps très court à chaque exercice. Le rôle du médecin, pendant la séance, se borne à circuler au milieu des appareils, pour s'assurer de leur bon fonctionnement, rectifier la position des patients, initier les nouveauxvenus, etc.

Cette passivité du malade est accrue par l'impression de défiance que lui cause ce machinisme thérapeutique. Victime de la machine, il s'effraie de la voir concourir à son traitement et retrouve avec peine à l'hôpital le vacarme d'un atelier d'usine. Il faut excuser les ouvriers allemands d'avoir qualifié de « moulins à os » (Knochenmühle) et de « broyeurs de rentes » (Rentenquetscher) des appareils trop compliqués, qui s'adapteraient aussi difficilement aux mœurs de notre pays que la discipline toute militaire des séances de mécanothérapie où le médecin marque d'un coup de sifflet les divers changements d'exercices.

Il importe donc, ici comme ailleurs, de distinguer la lettre et l'esprit et de ne pas voir, comme certains, dans les appareils médico-mécaniques, des machines à rendre la capacité de travail. Quand les organes sont à peu près rétablis dans leur bon fonctionnement, la meilleure gymnastique pour parachever le traitement, c'est le travail lui-même. Un spécialiste autorisé le constate ainsi (1) : « Tel acte de la vie

---

(1) Dr Fernand LAGRANGE. La médication par l'exercice. Paris, Alcan, 1894, p. 153.

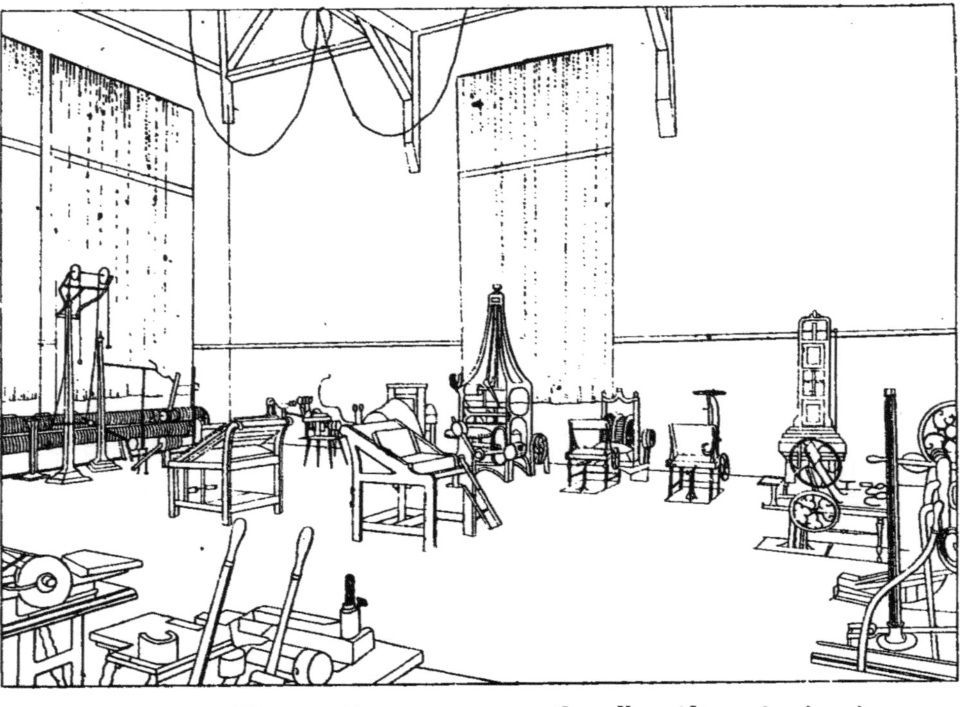

Fig. 10. — Hôpital « Bergmannstrost ». (La salle médico-mécanique.)

« domestique, tel travail professionnel, mettent en
« jeu exactement les groupes musculaires qu'il im-
« porte de faire travailler. En faisant exécuter ces
« actes on obtiendra des effets aussi sûrs que par la
« gymnastique méthodique (1) ».

Si le système mécanique rend des services en
orthopédie, s'il est utile médicalement, comme gymnastique abdominale et respiratoire, ou en gynécolo-
gie, et surtout dans certains états névropathiques, il
ne saurait s'appliquer aussi bien à la cure spéciale
des accidents du travail. Pour triompher des conséquences d'un traumatisme, tout est à mettre en jeu :
comme la balnéation sous ses diverses formes (bains
locaux, bains de vapeur, d'air chaud, de boue,
douches), comme une électrisation bien réglée, la
gymnastique médicale est indiquée. Mais elle donne
tout ce qu'elle peut donner avec les moyens les plus

---

(1) On peut objecter que la mécanothérapie donne la
possibilité de traiter un grand nombre de malades, et qu'il
n'y aurait pas moyen sans elle de faire face aux besoins du
service. Il faut remarquer qu'une installation mécanique
entraîne des dépenses considérables (20 000 à 30 000 francs
au minimum) ; ne pourrait-on pas la remplacer par un
nombre suffisant d'aides exercés, qui se partageraient la
besogne ? Il n'y a guère, dans les hôpitaux corporatifs ou
dans les instituts privés plus de 30 à 40 pensionnaires qui
aient à suivre journellement un traitement gymnastique ;
il paraît facile de le leur assurer sans avoir à multiplier
outre mesure le personnel : peu importe que l'on diminue
le nombre ou la durée des séances : un quart d'heure de
massage attentif, dix minutes de mouvements bien surveillés
valent une heure de soins mécaniques.

simples. C'est au médecin de savoir le lui demander en combinant à des massages soigneux des mouvements méthodiques, des exercices graduels, en empruntant au besoin à la mécanothérapie l'idée de quelques appareils très simples, dont une corde, une poulie, des poids peuvent faire tous les frais.

La meilleure méthode est celle qui excite à chaque instant l'initiative du blessé, en sollicitant sa bonne volonté, en lui offrant des procédés faciles qui l'intéressent à sa guérison. C'est en même temps la plus conforme à l'esprit de notre école chirurgicale ; elle veut trouver aux problèmes qui lui sont posés, en même temps que la solution consciencieuse, la solution simple, mieux encore, la solution élégante.

CONCLUSIONS

La législation sur les accidents du travail a déterminé en Allemagne la fondation d'établissements spécialement consacrés au traitement des ouvriers blessés. Le type de ces établissements est fourni par les hôpitaux corporatifs, institués en vue de l'*atténuation* des accidents.

Leur but est d'assurer un traitement « intensif » des traumatismes, en diminuant le plus possible l'incapacité de travail qui en est la conséquence.

Ils mettent en œuvre toutes les ressources que leur offrent les progrès modernes. En dehors de sa partie strictement chirurgicale, dont une organisation matérielle modèle assure le succès, cette thérapeutique utilise l'électrisation, l'hydrothérapie, le massage et la gymnastique médicale.

Les résultats obtenus sont encourageants. C'est un exemple dont on peut s'inspirer, si l'on considère que les suites éloignées des accidents sont trop souvent négligées, faute d'une organisation suffisante des moyens propres à les combattre. L'essentiel est d'en assurer l'application, de la manière la plus simple, sans recourir à des procédés compliqués, dépassant le but, comme la mécanothérapie, dont les Allemands tendent à faire une méthode exclusive ; nous avons essayé d'en montrer les exagérations et les limites utiles.

INDICATIONS BIBLIOGRAPHIQUES

———

Sans entreprendre une bibliographie complète de la question, nous citerons ici les ouvrages se rapportant directement aux divers points abordés dans les pages précédentes, ou ceux auxquels on peut utilement recourir.

I. — TRAITÉS GÉNÉRAUX SUR LA MÉDECINE
DES ACCIDENTS

L. BECKER. — *Lehrbuch der ärztlichen Sachverständigen-Thätigkeit für die Unfall-und Invaliditäts-Versicherungs-Gesetzgebung.* (Traité de l'expertise médicale dans les assurances invalidité et accident). Berlin, Richard Schoetz, 1900, 4ᵉ édit.

> Cet ouvrage fait autorité en Allemagne : deux éditions se sont succédé en moins d'un an.

Du MÊME. — *Introduction à l'estimation de la capacité de travail après blessures,* 1890.

Ed. GOLEBIEWSKI. — *Aertzlicher Kommentar, etc..., mit prakt. Rathschlägen zu Untersuch., Behandl., u. Beurteilung. v. Unfallvertetzten.* (Commentaire médical sur la loi, etc..., avec des conseils pratiques pour l'examen, le traitement et l'expertise des accidents.)

Du même auteur. — *Atlas und Grundriss der Unfallheilkunde.* (Atlas et précis de médecine des accidents, vol. XIX de la collection des Atlas médicaux de Lehmann. Munich, 1900.

> Deux abondants recueils de faits. L'auteur est directeur d'un Institut pour accidents du travail à Berlin.

Thiem (Carl). — *Handbuch der Unfallerkrankungen.* (Traité des maladies traumatiques.) Stuttgart, Ferd. Enke, 1898.

> Livre estimé, écrit en vue des accidents du travail, et plein d'aperçus pratiques. Le Pr Thiem est à la tête d'un important hôpital pour accidents, à Cottbus (Prusse).
>
> On peut encore citer, parmi les ouvrages écrits plus spécialement au point de vue médico-juridique, celui de C. Kauffmann, qui contient un parallèle avec les législations autrichienne et suisse (2ᵉ édit., 1897) et celui de J. Thiersch (*Der Kassenarzt*, etc. ; le médecin des caisses de secours, exposition pour les médecins praticiens de la loi d'assurances, avec un appendice : le médecin expert).
>
> Au point de vue technique, médico-chirurgical, nous avons remarqué les excellents livres suivants :

Sachs et Freund. — *Die Erkrankungen des Nervensystems nach Unfällen.* (Les maladies du système nerveux après les accidents, avec considérations sur l'observation et l'expertise.) Gr. in-8, 580 p. Berlin, Fischer, 1899.

> Contient une bibliographie très étendue.

Paul Schuster. — *Die Untersuchung,* etc. (L'examen

et l'expertise des maladies traumatiques du système nerveux.) In-8, 200 p. Berlin, Karger, 1899.

Manuel pratique, avec un bon résumé de la législation, et d'intéressantes observations de détail.

Un remarquable article sur les traumatismes de la colonne vertébrale et de la moelle a été écrit par le Pr WAGNER (de Königshülte), dans la *Deutsche Chirurgie* de Billroth et Bergmann (Livraison 40).

Adolf STRÜMPELL. — *Ueber der Untersuchung, etc...* L'examen, l'expertise et le traitement des blessés par accidents. Berlin, 1896.

Du MÊME. — *Ueber die traumatischen Neurosen*, Berliner Klinik, Fischer.

L. GOLDBERG. — *Die Funktions und Erwerbstörungen nach Unfallen*, 1896.

II. — REVUES SPÉCIALES. — RECUEILS D'EXPERTISES

Il y a en Allemagne trois revues principales, uniquement consacrées à la médecine des accidents.

Monatsschrift für Unfallheilkunde (mit besonderer Berücksichtigung der Mecanotherapie) (mensuelle, fondée par les Drs BLASIUS, SCHÜTZ et THIEM, actuellement dirigée par le Pr THIEM). Leipzig, Vogel, 7e année (1900).

Aertzliche Sachverständigen-Zeitung (dirigée par les Drs BECKER et LEPPMANN (Revue des médecins-experts). Berlin, Schoetz, 6e année (1900) (bi-mensuelle).

Archiv für Unfallheilkunde, publiée par le Dr GOLEbiewski. Stuttgart, Enke, 1er numéro en 1896, paraît irrégulièrement.

Un autre recueil : *Die Unfallversicherungs-praxis*. La pratique de l'assurance-accidents, paraît à Leipzig, Nürnbergerstrasse, 29. On en a extrait en 1899 un volume d'expertises médicales, sous le titre : *Aertzliche obergutachten*, id.

> On trouvera un grand nombre d'expertises et rapports médicaux divers dans les *Amtliche Nachrichten des Reichs-Versicherungsamtes*, qui paraissent chaque année.

III. — ATTÉNUATION DES ACCIDENTS

Bogatsch (de Breslau). — *Mit welchem Recht*, etc... (Les raisons pour lesquelles l'Office impérial des assurances recommande aux corporations le traitement hâtif des accidents.)

> Excellente étude du « traitement intensif », in *Aertzl. Sach. Ztg.*, janvier 1900.

Boediker (D^r). — De l'influence de l'assurance contre les accidents sur l'amélioration du traitement des blessés, et le rétablissement de la capacité du travail. *Congrès des accidents du travail*. Milan, 1894, Rapports, p. 839.

Glibert (D^r). — Des mesures à prendre en vue d'atténuer les suites des accidents du travail (étude particulière des premiers soins et des boîtes de secours. *Congrès de Bruxelles*, 1897, Rapports, p. 109.

TABLE

Pages.

www.ingramcontent.com/pod-product-compliance
Ingram Content Group UK Ltd.
Pitfield, Milton Keynes, MK11 3LW, UK
UKHW020329180726
13839UKWH00002B/616

9 782329 522777